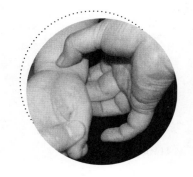

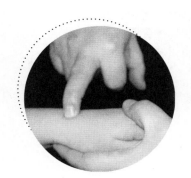

小儿推拿

第2版

主　编／曲生健　吕美珍　孙志梅

副主编／邹积波　王小兵　杨永利

人民卫生出版社
·北　京·

图书在版编目（CIP）数据

小儿推拿 / 曲生健，吕美珍，孙志梅主编 . — 2版
. — 北京：人民卫生出版社，2022.8
ISBN 978-7-117-33438-9

Ⅰ . ①小… Ⅱ . ①曲… ②吕… ③孙… Ⅲ . ①小儿疾
病 – 推拿 Ⅳ . ①R244.1

中国版本图书馆 CIP 数据核字（2022）第 141100 号

人卫智网	www.ipmph.com	医学教育、学术、考试、健康， 购书智慧智能综合服务平台
人卫官网	www.pmph.com	人卫官方资讯发布平台

小儿推拿
Xiao'er Tuina
第 2 版

主　　编：曲生健　吕美珍　孙志梅
出版发行：人民卫生出版社（中继线 010-59780011）
地　　址：北京市朝阳区潘家园南里 19 号
邮　　编：100021
E - mail：pmph @ pmph.com
购书热线：010-59787592　010-59787584　010-65264830
印　　刷：北京华联印刷有限公司
经　　销：新华书店
开　　本：710×1000　1/16　印张：16
字　　数：246 千字
版　　次：2009 年 3 月第 1 版　　2022 年 8 月第 2 版
印　　次：2022 年 9 月第 1 次印刷
标准书号：ISBN 978-7-117-33438-9
定　　价：55.00 元
打击盗版举报电话：010-59787491　E-mail：WQ @ pmph.com
质量问题联系电话：010-59787234　E-mail：zhiliang @ pmph.com
数字融合服务电话：4001118166　E-mail：zengzhi @ pmph.com

《小儿推拿》（第1版）编委会

主　编　曲生健（山东中医药高等专科学校）
　　　　　吕美珍（山东中医药高等专科学校）

副主编　隋淑雪（山东中医药高等专科学校）
　　　　　孙志梅（山东莱阳市中医医院）
　　　　　高桂奇（山东中医药高等专科学校）

编　委　（以姓氏笔画为序）
　　　　　王　君（山东省文登整骨医院）
　　　　　王秋月（山东中医药高等专科学校）
　　　　　曲生健（山东中医药高等专科学校）
　　　　　吕美珍（山东中医药高等专科学校）
　　　　　孙　东（山东荣成市人民医院）
　　　　　孙志梅（山东莱阳市中医医院）
　　　　　宋　爽（山东莱阳市柏林庄医院）
　　　　　宋少军（山东中医药高等专科学校）
　　　　　宫美英（山东莱阳市计生委服务站）
　　　　　高桂奇（山东中医药高等专科学校）
　　　　　隋淑雪（山东中医药高等专科学校）
　　　　　董方晓（山东烟台市传染病医院）
　　　　　景　政（山东中医药高等专科学校）

再版前言

10 年前，应人民卫生出版社之邀，编写《中医临床推拿丛书》，其中的《小儿推拿》分册发行后，颇受众多读者喜爱。迄今为止，先后印刷 10 余次，发行量已逾 3 万册。本书如此长销，充分体现了小儿推拿疗法广泛的社会需求。如上版《前言》所说："人们渴望一种有益于身心健康的'绿色'疗法，成为治病保健的理想选择。"由此，古老的中医推拿，以其诸多优势成为人们治病保健的迫切需求，而小儿推拿更是备受青睐。

社会需求的迫切与众多读者的认可，是此书再版动因所在。经广泛的社会市场调查和深入的读者信息反馈研究，我们一致认为有必要对《小儿推拿》一书进行修订再版。此版原则上以首版书稿为框架，以进一步提高书的可读性与实用性为目的，重点修订如下内容。首先，在对临床常见病证推拿治疗章节的全面文笔整理基础上，组织小儿推拿相关临床专家，对小儿常见疾病的推拿临床疗效予以客观评价，并附录临床典型案例 1~3 个，便于读者对相关病证推拿方法的有效学习和充分理解。再者，鉴于推拿之术具有内容丰富，且流派纷呈的特点，此版新增附篇，收录徐谦光《推拿三字经》，并介绍了小儿推拿主要流派特点，可供学习参考；另外，附录儿科常用中成药、国家免疫规划疫苗儿童免疫程序表（2021 年版）等，以备临证所需查阅。

本书首版发行，曾受到广大热心读者高度认可，也为此次修订提出许多宝贵意见，在此谨致衷心感谢。然而由于我们水平所限，此版仍难免不足之处，还望广大读者及同道教正。

曲生健

2022 年 5 月于山东烟台

1 版前言

随着人们物质文化生活水平的不断提高，现代生活方式发生了很大的转变，保健意识进一步增强。人们渴望一种有益于身心健康的"绿色"疗法，成为治病保健的理想选择。由此，古老的中医推拿日益为国内外所重视，并以其诸多优势成为人们治病保健的迫切需求。随之推拿"市场"如火如荼，各级医疗机构纷纷开展或扩大了推拿治病保健服务的项目，更有众多非医疗性推拿保健服务，乃至家庭自我按摩保健迅速发展，小儿推拿更是备受青睐。然而，目前许多相关从业者的推拿专业知识和能力却相对薄弱，加之推拿内容丰富，流派纷呈，而授受者良莠不齐，常有鱼目混迹于中，令学者急切难辨择从。市场又缺乏一套较全面的实用性推拿专著。为了更好地发挥中医推拿的治病保健特点和优势，指导推拿从业者提高专业水平和技能，满足众多推拿爱好者的学习需求，我们本着专业性与实用性相兼顾的原则，组织专业推拿工作者编写了这套中医推拿丛书，希望对推拿专业工作者有一定参考价值，并对推拿爱好者有一定指导作用。

本套丛书编写主要以齐鲁中医学推拿流派为基础，突出了中医学基本理论指导推拿实践的特点。全套书共三本，第一本为《**推拿保健**》，在论述推拿保健基本理论与常用手法的基础上，重点介绍了目前国内常用的各种推拿保健方法，无推拿治疗学的内容。第二本为《**推拿治病**》，在论述推拿治疗学基本知识与常用推拿手法的基础上，重点介绍了推拿疗效较好的临床各科常见疾病的推拿诊疗方法。第三本为《**小儿推拿**》，在论述小儿生理病理和诊法辨证等相关知识的基础上，重点介绍了小儿推拿特定用穴和推拿手法以及小儿常见疾病的推拿治疗与常用小儿推拿保健方法。整套丛书体例统一，图文并茂，既突出了中医学推拿在疾病预防、保健、治疗以及小儿推拿上的专业特点和密切联系，又体现了各书在内容上的完整与相对独立性，是从事推拿专业人员及推拿爱好者的理想参考书。

全书编写是在教学和临床工作之余完成的，其间得到许多专家及热心读者的支持和帮助，谨此一并表示感谢。由于时间仓促，编写水平有限，书稿虽经多次整理审修，仍不免有错误与不妥之处，恳切希望海内外同道与广大读者提出宝贵意见，是谓莫大勉励与支持。

曲生健

2008 年 3 月于山东烟台

目录

目录

第六章　小儿推拿特定穴

第七章　小儿推拿手法

第一章

概述

小儿推拿，古称小儿按摩，是在中医学基本理论和临床知识指导下，研究运用推拿手法作用于小儿体表的特定部位（穴位），治疗小儿疾病或用于小儿保健的一门临床学科，是中医推拿学的重要组成部分。小儿推拿是一门独具特色的中医临床学科，其中包含了系统的理论知识和宝贵的临床经验，是古代医家在长期的医疗实践中，通过不断地积累和总结的结果。千百年来，小儿推拿术为小儿的健康以及中华民族的繁衍昌盛作出了不可磨灭的贡献。随着现代社会的发展与进步，人们的保健意识不断增强，不药而愈的自然疗法愈被青睐，以致小儿推拿术的优点重新受到了广泛关注，为小儿推拿在小儿保育及疾病的防治中发挥重要作用提供了新的机遇和广阔的发展前景。

第一节　小儿推拿源流与发展

推拿是人类最古老的一种医疗与保健方法，起源于远古时代。一般认为，推拿按摩的产生同人类的进化过程是一致的，手足的分工使按摩得以进行，出于人类祖先的自我保护本能，人类较早地认识到了按摩的作用，由此逐渐积累了经验，由自发的本能行为发展到有目的的自觉医疗行为，经过不断地总结、提高，形成一种古代的推拿术。《素问·异法方宜论》记载："中央者，其地平以湿，天地所以生万物也众，其民食杂而不劳，故其病多痿厥寒热，其治宜导引按跷，故导引按跷者，亦从中央出也。""导引按跷"即气功与推拿，这里所说的"中央"即我国中部地区，相当于今之河南洛阳一带，为我国古代推拿术的发祥地。

小儿推拿是中医推拿学科的重要组成部分，伴随儿科学理论体系的建立和广泛的推拿临床的基础而逐渐形成。在秦汉时期，首先有了最早的儿科医师和儿科病历。据《史记·扁鹊仓公列传》记载："扁鹊名闻天下……来入咸阳，闻秦人爱小儿，即为小儿医。""齐王中子诸婴儿小子病，召臣意诊切其脉，告曰：'气鬲病。病使人烦懑，食不下，时呕沫。病得之心忧，数忔食饮。'"1973 年，长沙马王堆汉墓出土医学帛书《五十二病方》

记载的"婴儿病间（痫）方"和"婴儿瘛"（小儿惊风），是最早的小儿推拿方法。《黄帝内经》为我国现存最早的医学经典著作，其理论一直指导着中医临床各科的发展方向，小儿推拿也散见其中，有关按摩工具，如九针中"圆针""锃针"等记载，说明当时按摩和针灸密切相关，经常结合使用。运用膏摩法防治疾病也是一大特点，如医圣张仲景首次在《金匮要略·脏腑经络先后病脉证》中提出："若人能养慎，不令邪风干忤经络，适中经络，未流传脏腑，即医治之；四肢才觉重滞，即导引、吐纳、针灸、膏摩，勿令九窍闭塞。"膏摩法，即用特制的中药膏剂涂抹在患者体表的经络或腧穴上，然后施以手法按摩的治疗方法。由于手法与药物协同作用，不但提高疗效，而且保护皮肤，并扩大了临床适用范围，同时也为小儿按摩使用介质奠定了基础。

魏晋时期推拿的发展，首先表现在推拿不仅用于治疗慢性疾病和养生保健，同时又能作为急救措施应用于临床。晋代葛洪在《肘后备急方》中记载了用推拿手法救治的危急病证，如卒腹痛、卒心痛、卒霍乱、卒死尸蹶、卒中风、脚气攻心等；同时首创的指针法、捏脊法、颠簸法等，至今为小儿推拿临床所应用。其中，还记载了有关捏脊的方法和要领："卒腹痛……拈取其脊骨皮，深取痛引之，从龟尾至顶乃止。未愈，更为之。"小儿捏脊疗法能成流派，并广为使用得益于此。

隋唐时期，按摩疗法颇受重视。唐代，按摩术成为独立的学科，并设立于"太医署"内，把按摩医师按等级分为按摩博士、按摩师、按摩工。按摩博士负责对按摩师和按摩工进行医学教育，可谓最早的有组织按摩教学。同时，隋唐也是中医儿科学发展的奠基时期，太医署除设有按摩专科外，还有少小科（即小儿科）。据史料记载，隋唐以前推拿无成人与小儿之分。隋代巢元方《诸病源候论》中有专论小儿诸病的6卷，计255候，详细描述了小儿保育及证候病源，且附有按摩导引方法。唐代孙思邈《备急千金要方》中除载有以自我按摩为主的"老子按摩法"外，首列妇人、少小婴孺诸病专篇，将小儿病证分序列为"初生""惊痫""客忤""伤寒""咳嗽""癖结腹满""痈疽瘰疬""小儿杂病"等，并提出了应用膏摩防治小儿疾病，如"小儿虽无病，早起常以膏摩囟上及手足心，甚避寒风"，首次将膏摩法用于小儿保健推拿。孙思邈对膏摩法治疗小儿疾病有较系统的论述，如《备急千金要方·少小婴孺方》记载："治少小心腹热，除热，丹参赤膏方……膏成，以摩心下，冬夏可用"；"治少小新生肌肤幼弱，喜为风邪所中，身体壮热，或中大风，手足惊掣，五物甘草生摩膏方……膏成去滓，取如弹丸大一枚，炙手以摩儿百过"。余如用膏摩法治疗小儿"中客忤，强项欲死""鼻塞不通涕出""夜啼""腹胀满""不能乳食"等病证。唐代对儿科医师的要求也非常严格，由医学博士教授学生，学制五年，考试合格为小儿医。隋唐时期，医学教育的开展，促进了推拿医学的发展和中医儿科学的形成，同时随着对外经济与文化的交流，我国推拿术也开始传入朝鲜、日本、印度、西欧等国家和地区。

宋金元时期，推拿在隋唐的基础上，有了进一步发展，主要表现在对推拿的理论进行全面总结，尤其推拿手法在治疗骨伤科疾病方面又有新的发展。宋代更是中医儿科学发展的鼎盛时期，其主要标志，一是第一部儿科专著问世，二是脏腑辨证的确立。《颅囟经》是我国现存最早的一部儿科专著，相传为张仲景弟子卫汛所作，全书分上下两卷。上卷呼三岁小儿为"纯阳"，并以此而论脉法、证候及治法与成人不同，对小儿惊痫、癫证和疳、痢等证治作了简要介绍；次论受病之本及治疗之术。下卷论火丹证治15种，后论杂病16证。著名儿科学家钱乙（字仲阳），宗《颅囟经》之旨，结合自己的临床经验，著成《小儿药证直诀》，将脏腑与八纲结合，每脏均以寒热虚实阴阳而论，同时根据脏腑的生理功能和特点，创立了脏腑辨证，不仅成为认识儿科疾病的指导思想和方法论，也适用于成人，成为中医辨证方法的重要内容。钱乙因此而成为儿科鼻祖。儿科专著《小儿药证直诀》的问世，标志着中医儿科学理论体系开始形成，并不断完善，这也为小儿推拿学的形成与发展奠定了坚实的基础。

小儿推拿自成体系正是在儿科学理论体系的建立和广泛的推拿临床应用基础上逐渐形成的。明代初期，推拿在治疗小儿疾病方面已经积累了丰富的经验，但形成独立的学术体系则在明代中期。明代杨继洲《针灸大成》收载的《保婴神术》（又名《按摩经》）是我国现存最早的小儿推拿专著。《保婴神术》为四明陈氏所著，陈氏根据中医理论，对小儿推拿从诊法、辨证、穴位、手法、治疗等方面作了全面系统的论述，认为小儿疾病无七情干扰，病位主要在肝、脾两经；在诊法上突出望诊，其次是切脉，强调了验指纹的方法；对小儿推拿穴位，除常用经穴外，还记载了数十个小儿推拿特定穴。《保婴神术》还载有小儿推拿手法，如按、摩、掐、揉、推、运、搓、摇、分、合、点、刮、捻、扯等10余种，小儿推拿复式操作法20种。该书对后世小儿推拿的发展起到十分重要的作用。

　　小儿推拿发展的鼎盛时期则在明末清初，此时小儿推拿以推拿流派形式将推拿学的发展推向继隋唐之后的第二个高潮，于是"按摩"名称逐渐被"推拿"称谓所取代。直接以推拿而冠名的专著亦始见于小儿推拿著作，如龚廷贤所著《小儿推拿方脉活婴秘旨全书》，继承钱乙学术思想，对小儿疾病辨证，病因病机，推拿穴位、手法及治疗都有论述，对后来影响很大。此书奠定的小儿推拿八法为历代小儿推拿医家所推崇，新增笃、打拍、开弹、拿、擦5种推拿手法，尤其是对小儿推拿12种复式操作法论述甚详。周于蕃编著的《小儿推拿秘诀》在介绍诊法和手法基础上，尤对拿法、推法、运法等有较详细论述，还介绍了复式操作手法9种，并阐明了诸病症状及推拿治法，附有推拿穴位和手法图等。"推拿一道，古曰按摩，按摩一法，北人常用之……南人专以治小儿，名曰推拿。推拿者即按摩之异名也。"可以说，按摩改称推拿是推拿发展史上的一个极为重要的里程碑。在此期间，由于推拿在治疗小儿疾病方面积累了丰富的经验，形成了小儿推拿独特的理论体系，如小儿推拿之穴位既有点状，也有线状和面状；小儿推拿手法操作强调轻快柔和，平稳着实，而各种不同的手法又有各自的要求，如推法要求轻而不浮、快而着实，掐法要求既快又重，摩法要求轻而不浮、重而不滞，拿法要求刚中有柔、刚柔相济等，同时指出手法直接影响治疗效果，是治疗成败的关键之一。所以，操作时要熟练灵活，运用自如，方能"一旦临证，机触于外，巧生于内，手随心转，法从手出"。另外，手法的种类更为丰富，不少成人手法也变化运用到小儿推拿中来，如按、摩、推、拿、揉、运、摇、捻、抹、搓、擦、弹等。对手法补泻作用也较前人有了新的论述，如"旋推为补，直推为泻""左揉为补，右揉为泻""缓摩为补，急摩为泻"等。名目繁多的复合操作手法，既有一定的姿势，又有特色的名称，可谓形象生动，妙趣横生。归纳起来：一是根据操作手法的形象而定，如二龙戏珠、苍龙摆尾、双凤展翅、老虎吞食、猿猴摘果等；二是依手法名称和操作的穴位而定，如"运土入水""运水入土""引水上天河"等;三是根据操作方法功用而定,如"飞经走气""飞金走气"等;四是按手法名称和解剖位置复合而成的搓、摩、揉耳摇头等。这些作为小儿推拿治疗的手法,既有自身特点,也有规律可循。此外,小儿推拿除手法操作外,还可佐用药物介质,常用的有姜汁、麻油、滑石粉、凉水等,不仅可以润滑皮肤,又能通过手法作用促进药物渗透发挥治疗作用,使手法作用与药物效用相得益彰。

这一时期的小儿推拿专著相继问世,为其学科体系的发展起到承前启后的作用。除上述龚廷贤所著《小儿推拿方脉活婴秘旨全书》与周于蕃编著的《小儿推拿秘诀》外,最早记载小儿推拿疗法的专篇当推永乐年间徐用宣编纂的《袖珍小儿方》,原载的"秘传看惊、掐筋口授心法"惜已失传,书中记载小儿推拿一法,可谓开小儿推拿疗法之先河。小儿推拿专著最早的应是《保婴神术》,亦称《按摩经》。其次,影响较大的有清代张振鋆所著的《厘正按摩要术》,首将小儿推拿常用手法归纳为"按、摩、掐、揉、推、运、搓、摇"八法;熊应雄所著的《小儿推拿广意》3卷,上卷重点介绍小儿推拿穴位和手法、复式操作法,中卷分述各种小儿常见病的证治,下卷收录小儿医方,是一本通俗的小儿推拿专著;骆如龙所著的《幼科推拿秘书》5卷,书中介绍了小儿推拿手法,并将复式操作手法称"十三大手法",新增"揉脐及龟尾并擦七节骨"和"总收法"两种,提出小儿推拿的操作次数,认为推拿要根据不同年龄,在选择主穴上下功夫,而且此书文理通顺,插图清晰,是小儿推拿著作中较为重要的一本专著;夏云集著的《保赤推拿法》专论操作,书中介绍了43种手法的操作方法,阐述了推、拿、挤、搓、捻、扯、运等11种手法操作要领;徐谦光著的《推拿三字经》,以三字为句,通俗易懂,便于记忆,其治疗方法具有取穴少、推拿操作次数多的特点。这些作品既反映了此时期小儿推拿发展概况和所处地位,也阐明了推拿疗法的医疗学科价值。随后陆续问世的小儿推拿专著,诸如《推拿须知》《推拿捷径》《推拿指南》《推拿抉微》《推拿图解》《小儿推拿术》等,都对小儿推拿的适应证及其治疗原则作了系统论述,在小儿推拿的理论及临床应用发展上具有重要意义。

明清的小儿推拿专著除对小儿生理、病理、疾病诊断、小儿推拿特定穴及手法等有较多论述外,有关歌赋亦不少见。如《按摩经》的"识病歌""手法歌",《小儿推拿方脉活婴秘旨全书》的掌面推法歌、掌背穴位歌,徐谦光《推拿三字经》等,大多内容朴实,文字简练,提纲挈领,顺口便诵,容易记忆,虽年代久远,今天诵读仍赏心悦目,为初学者不可缺少的读物。有关小儿推拿主要典籍参见表1-1。

总之,明清时期,尤其明末清初是小儿推拿独成体系和快速发展的重要时期。小儿推拿流传至今,并得到广泛应用,与这一时期的学术发展水平密不可分。

民国时期,由于曾一度"废止旧医",提倡西洋医学,国医一律不许执业,使中医学发展限于前所未有的困境,以致推拿疗法更受冷落。其间,虽然推拿发展在总体上处于低潮,但由于其疗效确切,深受广大民众喜爱,因而仍有许多推拿医家活跃于民间,尤其小儿推拿因疗效独特,简便易行,从而得到广为流传,也形成了很多各具特色的流派,并有不少小儿推拿著作问世。

中华人民共和国成立后,随着党中央有关中医政策的不断落实,中医事业才得到了重视与发展,推拿疗法也随之获得了新生。1956年,首先在上海开办了"推拿训练班",其后在上海又相继成立了推拿专科门诊和推拿学校,并在全国各中医院校开设推拿课,各地有条件的中医院陆续增设推拿科,并组织力量进行整理和发掘推拿文献,不仅重印再版了很多小儿推拿古籍,而且新编出版了许多小儿推拿著作,有的还译成英文出版供外国友人学习。在科研方面,开展对小儿推拿原理、手法、穴位等的深入研究,成立了手法研究会,已取得了一定的研究成果,尤其在小儿推拿的临床方面,进行了广泛的探讨、总结,有力地推动了小儿推拿学术的发展。随着我国对外交流的不断发展,中医推拿也引起国际医学界的广泛重视,不少欧美国家也已开展推拿疗法的临床和实验研究,同时,越来越多的外国留学生纷纷来中国学习推拿,进而使小儿推拿疗法得到广泛宣传和普及。近年来,全国各中医药院校在对推拿学科进行深入研究的基础上,逐渐将小儿推拿从推拿学中独立出来,并编写了《小儿推拿学》教材;小儿推拿的临床治疗范围逐步扩大,而且在小儿保健方面也愈加受到人们关注,因而小儿推拿学科特点日趋完善,大批小儿推拿专业医师应运而生。随着现代社会的不断进步和医学科学的发展,人们对自然医疗方法将重新认识，小儿推拿这一古老而新兴的学科，必将随着现代医学科学的形成而不断完善，继续为人类的健康和医疗保健事业作出更大的贡献。

表1-1　古代儿科、小儿推拿著作简表

书名	年代	作者
诸病源候论·小儿杂病诸候	隋　610年	巢元方等
备急千金要方·少小婴孺方	唐　7世纪中期	孙思邈
千金翼方·小儿	唐　约682年（待考）	孙思邈
外台秘要·小儿诸疾	唐　752年	王焘
颅囟经	唐末宋初（待考）	不著撰人名氏
太平圣惠方·小儿病	北宋　992年	王怀隐等
小儿斑疹备急方论	北宋　1093年	董汲
圣济总录·小儿门	北宋　1111—1117年	赵佶
小儿药证直诀	北宋　1119年	钱乙
幼幼新书	南宋　1150年	刘昉
小儿卫生总微论方	南宋　1156年	撰人未详
小儿病源方论	南宋　1253年	陈文中
活幼心书	元　1294年	曾世荣
片玉心书	明　16世纪中期	万全
幼科发挥	明　16世纪中期	万全
保婴撮要	明　1556年	薛铠撰，薛己增补
补要袖珍小儿方论	明　1574年	徐用宣辑，庄应祺补要
保婴神术（针灸大成·卷十）	明　1601年	陈氏（佚名）
证治准绳·幼科	明　1602年	王肯堂
小儿推拿方脉活婴秘旨全书	明　1604年	龚廷贤
小儿推拿秘诀	明　1612年	周于蕃
活幼心法	明　1616年	聂尚恒

书名		年代	作者
景岳全书·小儿则	明	1624 年	张介宾
儿科方要	明	1638 年	吴元溟
幼科指南	清	1661 年	周震
小儿推拿广意	清	1676 年	熊应雄
幼科推拿秘书	清	1691 年	骆如龙
幼科铁镜	清	1695 年	夏鼎
种痘新书	清	1741 年	张琰
医宗金鉴·幼科杂病心法要诀	清	1742 年	吴谦等
幼幼集成	清	1750 年	陈复正
幼科要略	清	1764 年	叶桂
幼科释谜	清	1774 年	沈金鳌
温病条辨·解儿难	清	1798 年	吴瑭
理瀹骈文	清	1864 年	吴尚先
保赤推拿法	清	1885 年	夏云集
推拿三字经	清	1877 年	徐谦光
厘正按摩要术	清	1888 年	张振鋆
推拿指南	清	1904 年	唐元瑞

第二节　小儿推拿的基本作用

　　小儿推拿是运用手法作用于小儿体表的特定部位（腧穴），通过能量转换而产生生物效应，从而影响其生理或病理变化过程以防治疾病。小儿乃稚阴稚阳之体，表现为脏腑娇嫩，形气未充，然其又生机勃勃，发育迅速。《温病条辨·解儿难》云："小儿稚阳未充，稚阴未长者也。"《医原》

进一步解释说："稚阳未充，则肌肤疏薄，易于感触；稚阴未长，则脏腑柔嫩，易于传变。"可见，生理上的稚阴稚阳特点决定了小儿对外界环境因素影响的高度敏感性，这虽表现于小儿因脏腑娇嫩，形气未充而易于患病和传变，同时也由于小儿生机勃勃，发育迅速，故脏气清灵，因而患病后易于康复。因此，小儿疾病的治疗，如能对证准确，恰当合理，常可随拨随应，易趋康复。小儿推拿作为一种"环境因素干预"，对小儿具有双向的良性调节刺激作用，即使之生理功能趋于正常方向转化。因此，通过特定有序的手法作用于小儿形体，可以匡正阴阳，扶正祛邪，从而使气机畅达，既能为小儿接受，又容易被内脏或形质感知，这是小儿推拿治疗疾病的生理基础。虽小儿推拿手法的操作千姿百态，然中医学认为，其基本作用不外乎调理阴阳和出入升降以及顺逆补泻、温寒清热等。

一、调理阴阳

《素问·阴阳应象大论》云："阴阳者，天地之道也，万物之纲纪，变化之父母，生杀之本始，神明之府也，治病必求于本。"阴阳学说是中医学的理论核心，小儿疾病的本质总的也不外乎阴阳失调，因而治疗疾病的根本原则首先是调理阴阳，使之恢复至"阴平阳秘"的生理状态。推拿作为中医学的一种外治方法，必然贯穿于调整阴阳这一基本治疗原则。小儿推拿对阴阳的调节方法则更具特色，它通过不同的取穴和操作手法，较好地体现了协调阴阳平衡及其相互间关系。在取穴上，根据阴阳属性、经络阴阳分布，可将腧穴分阳穴与阴穴。阳穴位于阳分，如手背、前臂桡侧、背部和肢体外侧、背侧等；阴穴位于阴分，如手掌、前臂尺侧、腹部和下肢内侧、腹侧等。

一般而言，临床取穴时根据阴阳互根的原理，多采取"从阳引阴，从阴引阳"的方法，即阳病治阴，阴病治阳。如高热、神昏、急惊、热喘、便秘等属阳证，可取小天心、清天河水、退六腑、捏阴池、运内八卦、摩腹等阴位之穴；而久泻、久喘、畏寒、肢冷、遗尿等属阴证，多取阳位之穴，如外劳宫、一窝风、捏阳池、推上三关、点脾俞、点肺俞、点肾俞、捏脊等。此外，临床还有许多阴阳配穴法，如清天河水与揉二马同用，以交通心肾之阴阳；点百会与擦涌泉能交通上下之阴阳；内、外劳宫双点，内、外八卦同运，能调节表里之阴阳等。在操作方法上，根据阴阳的相互关系，更有分阴阳与合阴阳之推拿手法；此外，还有转阴过阳、转阳过阴推法之说。为了平衡阴阳，调和气血，古人还在推上三关为主时，配以适当退下六腑；退下六腑为主的同时，配以适当推上三关；根据阴阳所偏，有针对性地确定其上推与下退的多少配合，使阴阳不能太过，气血不致壅滞。在具体穴位的手法操作上，又有逆运与顺运、左转与右转相配合推法之经验总结。

总之，在小儿推拿临床上，首先必须明辨疾病的阴阳属性，并结合小儿体质的阴阳所偏，确定阴穴、阳穴的合理配伍，然后在推拿手法操作上恰当施以阳刚之术，抑或阴柔之法，最终使其恢复到阴平阳秘的生理状态，这是小儿推拿治病之基本原理。

二、调理升降出入

升降出入是气机运动变化的基本形式，是人体功能活动的集中表现。一般就阴阳而言，阳性主升，阴性主降；且阳从左升，阴从右降。就脏腑而言，五脏属阴，主里，其性藏精气而不泻，故满而不实，其气宜升；六腑属阳，主表，其性泻浊气而不藏，故实而不满，其气宜降。譬如脾气宜升，胃气宜降，其轻清精华者当升，重浊糟粕者则宜降。总之，脏腑功能活动，气血运行，无不处在有序的升降出入运动变化之中。一旦这种升降出入变化失常，将会导致疾病发生。因此，尽管各种疾病表现形式不同，归纳起来大都不离气机升降出入变化的失常。如果清气当升不升，则上虚而下实，清浊互干，可有头昏耳鸣、头痛、口鼻干燥、食欲不振、脘腹胀满、疼痛、泄泻、遗尿等病证；若浊气当降而不降，则气机壅滞，出入闭阻，可有咳嗽、哮喘、呕吐、呃逆、胀满、烦躁、身热、衄血、便秘等病证。与之相应，推拿的方法具有调整气机升降出入之功，使下陷之气得以升提，使妄逆之气得以潜降，从而升降有序，出入有度，则百病可愈。小儿推拿的作用则尤重在调理升降出入，其基本规律主要有以下几点：

1. 小儿特定穴常呈线性，其操作向上（向心）推者为升，如推上七节骨、板门推向横纹、推上三关、补脾经、上推中脘、补大肠等，有扶正、助阳、固脱、止泻等作用；向下（离心）推者为降，如推下七节骨、横纹推向板门、退六腑、清肺、平肝、下推中脘、下推膻中等，有祛邪、泻火、降浊、通腑等作用。

2. 在手法运用上，如摩法、揉法或运法等操作，一般认为逆时针为升，顺时针为降。逆时针摩腹可升清益气，主治腹泻、脱肛、痢疾等；顺时针摩腹能降浊泻火，主治便秘、腹痛、厌食、腹胀等。针对穴位的操作，一般左转为升，右转为降。

3. 在穴位的选择上，一般身体上部的穴位多可升散，身体下部的穴位多能潜降。如百会、人中在上，能升提气机，开窍醒神，常以之救各种厥脱；太阳、风池在上，能疏风解表，透邪外出，对感冒、头痛等病证治疗适宜；膻中、乳旁与乳根在上，可开胸理气，宣肺止咳，常用于胸闷喘咳病证。而涌泉在下，擦涌泉能引火归原；太冲在下，掐之能平肝泻热；下肢丰隆能化痰降气以平喘，委中可息风止痉兼通络，三阴交常通经络、利湿热，诸穴均位于下部，故其用多降或治下部之疾患。

4. 某些特殊的推拿手法操作，本身即为调整升降之法。如自胁肋向下揉按搓摩，能导泄行气、化痰消积；肃肺降气时，可从上至下，先搓揉胸背，而后轻轻拍之，能降上逆之肺气而平咳喘；再如桥弓穴施推法能祛寒湿、平肝阳等，都是临床常用的降法操作。而拿肩井能大升阳气，宣通气血，发汗解表，透邪外出；捏脊、推脊等自下而上操作，能补中益气，培元固本，是临床重要的升提扶正方法。

三、顺逆补泻

推拿补泻是指医者通过运用不同的推拿手法，对脏腑功能发挥抑制或兴奋的调节作用。其中，有降低其兴奋性或祛除邪气作用的手法，谓之泻；有提高其兴奋性，增强脏腑功能作用的手法，谓之补；重在功能调节，有补泻兼备之功的手法，谓之平补平泻，或称"调"。推拿补泻的关键在于能针对虚实盛衰的病理，采用正确的推拿补泻手法，从而达到治疗目的，提高治疗效果。具体方法则是通过医师手法的力度强弱、施术方向迎随顺逆、操作频率的缓急、选择穴位的功用等的不同来体现。古今医家尤其重视小儿推拿的补泻，且论述较多，归纳起来主要有如下几种观点：

1. **轻重补泻法** 手法轻者为补，重者为泻。轻，是指力度柔软缓和，但轻而不浮；重，则是手法力度深达肌肉、筋骨，但重而不滞。轻重补泻法源于现代医家王雅儒，提出："治实证，手法宜重；治虚证，手法宜轻。"

2. **缓急补泻法** 缓急是指通过推拿手法的频率不同，而产生的相应补泻效果。正如周于蕃云："急摩为泻，缓摩为补。"即频率缓慢的手法有补的作用，频率急疾的手法有泻的作用。缓到极点，则频率为零，即为静止不动的按法，"按之则热气至"（《黄帝内经》），显然为补；频率越快，如一指禅手法等，则消散活血之力越强，显系泻法。

3. **迎随补泻法** 五脏六腑所属的经脉气血运行，各有其不同的走向规律，即手三阴经从胸走手，手三阳经从手走头，足三阳经从头走足，足三阴经从足走腹胸。若顺经气去的方向推拿施术，谓之"随"，有助养气血，促使脏腑气血旺盛之功，故谓补；反之，若逆经气来的方向推拿施术，谓之"迎"，可破气开结行滞，是谓泻。

4. **特殊补泻法** 小儿推拿操作尚有一些特殊的补泻方法，如旋推、向内、向外及直推等。《幼科铁镜》云："于指正面，旋推为补，直推至指甲为泻。"《幼科推拿秘书》云："自龟尾擦上七节骨为补……自上七节骨擦下龟尾为泄。""屈小儿大指内推为补，直指外推为清。"目前，小儿推拿临床一般施术操作，多以向心为补，离心为泻；推上为补，推下为泻；由外向里为补，由里向外为泻；顺时针操作为补，逆时针操作为泻；旋推为补，直推为泻。

总之，凡施术力度轻，操作时间长，频率慢，幅度小，顺经脉走向或向心、旋转操作等为补法；施术力度重，操作时间短，频率快，幅度大，逆经脉走向或离心、直线操作等属泻法。应当指出的是，推拿补泻手法是针对疾病虚实病理而设的。首先，手法效应主要取决于受术者当前的病证情况，由于手法刺激对小儿机体的双向调节性，若补泻不当或相反，虽难以达到扶正祛邪的治疗目的，但一般不至于像错用药物一样产生相反的作用。其次，在施补与泻手法操作中，应灵活把握补泻的多少，迎随顺逆手法合理搭配，补中有泻，泻中寓补，切忌一味地单用补的手法或泻的手法。

四、温寒清热

阴平阳秘，精神乃治，阴阳失调，则寒热由生，因而疾病常表现有寒证、热证之不同。寒证常恶寒或畏寒、无汗、肢冷、分泌排泄物色白清冷、舌淡苔白、脉迟等，乃内外寒邪偏盛或机体阳气不足，功能状态低下的表现；热证则见身热、汗出或无汗、口渴、烦躁、大便秘结、小便短少、分泌排泄物色黄黏稠、舌红苔黄、脉数等，乃内外热邪偏盛或机体阳气有余、功能状态亢进的表现。运用推拿的方法，既能温阳以散寒，又可补阴以清热。

推拿温寒与清热的作用同推拿补泻一样，首先取决于受术者疾病性质，即推拿对机体的寒热病理有温与清的双向调节作用，在此基础上，因势利导，恰当的选穴和合理的手法操作是发挥温寒与清热作用的关键。就腧穴而言，前人有暖、凉穴之说，如李德修言："暖穴能催动人身生热的功能，扶正气；泻穴能加强人体的排泄功能；凉穴能催动人体散热的功能；补穴能加强脏腑功能。"即某些穴多用于治疗寒证、虚证，因而称"暖穴"；有些穴常用于治疗热证、实证，所以称"寒穴"。就手法而论，温寒与清热的作用主要体现于施术的力度、频率与方向。一般捏拿类手法（如拿风池）、离心类手法（如退六腑）有利于内热外达、外热发散，推进类手法（如清天河水）可促进血液循环，也能透解邪热，故多用于清热。而按揉类手法（如揉神阙）、向心类手法（如推三关）易于生热，能温里以助阳，故多用于温寒。摩擦类手法具有温、清双重作用，摩擦本身生热，可产生温热效应（如摩腹），但摩擦过久、过重、过快，反可使热散而凉至，因而临床对小儿高热者，常用此类手法快推、重推以清热（如擦天柱骨等）。可见，清法操作多有用力快速、较重的特点，以施术后皮肤发紫、发红等郁热外散表现为特征；温法操作多有柔和、渗透的特点，以施术后皮肤微热深透，感传能力增强表现为特征。

综上所述，寒热是机体阴阳失调的病理表现，推拿温寒与清热，首先应在正确辨证的基础上，针对疾病寒或热的性质，选用恰当的腧穴，并施以合理的手法操作，从而治疗寒性或热性的病证。

第三节　小儿推拿的作用原理

　　推拿是通过使用恰当的手法作用于人体体表的经络、腧穴等特定部位，以调节机体的生理、病理状况，从而达到治病保健的目的。现代研究表明，推拿对机体各系统的生理功能均具有良性调整作用。各种手法不仅是一种机械性力的刺激，直接对人体局部发挥作用，另一方面还可以转换成各种不同的能量和信息，通过神经、体液等系统的传递，对人体的神经、循环、消化、泌尿、免疫、内分泌、运动各系统以及镇痛机制等都产生影响，从而起到治病保健作用。

一、对神经系统的作用

　　推拿可调整大脑皮质的兴奋与抑制过程。不同的推拿手法对神经系统所起的作用也不同，如在头部施以有节律的轻柔手法，有较好的镇静作用，能解除大脑的紧张、疲劳状态。一般来说，缓慢轻柔、刺激性弱的手法，对神经系统镇静抑制作用明显；而快速沉重、刺激性强的手法，则对神经系统兴奋作用突出。如摩法、推法等一般起镇静作用；叩击类手法一般起兴奋作用。同一手法，由于运用的方式不同（如手法的急缓、用力的轻重等），其效果也可不同。一般来说，手法操作相对用力轻、速度慢、动作幅度小，可起到镇静作用；反之，则兴奋作用为主。

　　推拿对自主神经也有很大影响，从而使内脏、血管、腺体的活动功能改善。如推拿颈部，可调节大脑及上肢的血液循环；推拿背腰臀部，能调节胸腹腔、盆腔器官的功能活动。

二、对循环系统的作用

　　推拿能促进血液循环，使血流速度加快，流量加大，能改善微循环和脑循环。在头面部、颈项部应用推拿手法后，可以使脑血流量明显增加，因而常可在推拿后感到神清志爽，疲劳消除。推拿能扩张小血管的管径，使循环阻力降低，使心输出量增加，从而改善心脏功能。推拿对血压偏高者还可以降低血压，减慢脉率，有预防高血压的作用。

三、对消化系统的作用

推拿对胃肠功能具有明显的良性调整作用，从而增强消化系统功能，并有预防腹泻、便秘的作用。如推拿背部的脾俞穴、下肢的足三里穴等，可在 X 线透视下观察到胃肠蠕动得到明显调整，从而使胃肠的消化、吸收功能增强。

四、对泌尿系统的作用

推拿可使泌尿系统的功能增强，并调节膀胱平滑肌张力和括约肌功能，促进人体的新陈代谢。一般推拿后，尿量可明显增加，促使人体的蛋白分解废物（如尿酸、尿素等）排出体外。由于推拿对整体代谢可产生影响，能促进脂肪代谢，而见脂肪减少，故推拿有一定的减肥作用。

五、对免疫系统的作用

现代研究表明，对虚弱体质者施行推拿手法后，其白细胞总数可增加，白细胞分类中淋巴细胞比例增高，血清补体效价增加，红细胞总数增加，白细胞吞噬能力有不同程度提高。因而，推拿能增强人体体质，提高人体免疫力。

六、对内分泌系统的作用

推拿可调整机体内分泌系统的生理功能。推拿可增高血钙水平，对因血钙含量低所引起的不适，有良好的调节作用。如掐揉四逢、捏脊，可使血清钙、磷水平上升，能促进小儿的发育和生长。通过推拿脾俞、膈俞、足三里等穴，擦背部膀胱经，能改善胰岛的分泌调节功能，对糖尿病患者有辅助治疗作用。

七、对运动系统的作用

推拿能增强肌肉组织的新陈代谢，促进血液循环，使肌肉组织获得更多血液，使之代谢旺盛，营养改善，从而使肌肉弹性增加，肌肉力量增强。推拿还能促进关节润滑液的分泌，增强关节周围组织的血液循环，起到滑利关节、强筋壮骨的作用。

八、对皮肤的作用

推拿能促使已死亡的上皮细胞脱落，改善皮肤的呼吸，有利于汗腺、皮脂腺的正常分泌，使浅表毛细血管扩张，增加皮肤的血液供应，促进局部皮肤组织的新陈代谢，改善皮肤组织的营养状况。推拿还能促进皮下脂肪的消耗和肌肉的运动，提高肌肉收缩力，从而使代谢增强，皮肤红润、光泽和富有弹性，是健体美容的有效方法。

九、镇痛作用机制

推拿可提高机体的"耐痛阈"。如以轻手法按揉内关穴，或者以重手法按压内关穴，均可明显提高机体的痛阈，从而缓解疼痛，其镇痛效应以手法作用后即刻最为明显。推拿还可以通过改变血液中致痛物质的含量，而使疼痛减轻。

第二章

小儿的生长发育

生长发育是小儿时期不同于成人的最主要的生理特点。研究从出生到青少年时期的生长发育规律是儿科医学的重要内容之一。"生长"表示形体的增长，"发育"表示功能活动的进展，是机体的质和量的发展变化。生长与发育两个方面是密切相关，不可分割的。掌握有关小儿生长发育的基本知识，对于小儿的保健和疾病防治具有重要意义。

一、年龄分期

根据小儿时期生长发育过程变化规律所作的阶段划分，叫年龄分期。小儿在整个生长发育过程中，无论形体上，还是生理功能上，都表现有几次从量变到质变的飞跃。小儿年龄分期，就是根据小儿形体上，特别是其生理功能上发育的飞跃变化所作出的对整个小儿时期的阶段划分，具体可反映于饮食的转换、体格的发育、牙齿的更换、性腺的发育以及精神智慧的发展等方面。掌握小儿生长发育各个年龄分期及其生理特点与发病特点，对小儿养护和保健及临床医疗措施制订具有重要的指导意义。

关于年龄分期，唐代《备急千金要方》以"六岁以上为小，十六以上为少"；宋代《小儿卫生总微论方·大小论》则认为"当以十四以下为小儿治"；明代《寿世保元》则更细致地分为婴儿、孩儿、小儿、龆龀、童子、稚子等。目前，小儿年龄分期一般可划分为如下 6 个阶段：

（一）胎儿期

从受孕到分娩共约 40 周，称胎儿期。此期胎儿完全依靠母体生存，因而孕妇的营养、环境、情绪及健康状况等，均可影响到胎儿的生长发育。在整个胎儿期内，尤其在胎内前 3 个月，胎儿的各系统器官逐步分化形成。此时，孕妇若遭受不利因素的影响，如物理或药物损伤、感染、营养缺乏、心理创伤、疾病等，往往直接影响胎儿的发育，严重者可导致流产、死胎、先天性疾病或生理缺陷等。因此，做好孕妇保健对胎儿期的生长发育十分重要。

（二）新生儿期

从出生到满 28 天为新生儿期。新生儿刚脱离母体，内外环境发生了很大的变化，生理上需要适应新的外界环境，开始呼吸和调整血液循环，依靠自己的消化系统和泌尿系统，摄取营养和排泄代谢产物。由于形体上体重增长迅速，大脑皮质主要处于抑制状态，兴奋性低，患病后反应性差，故死亡率比其他时期高。疾病主要与胎内、分娩及护理有关，如早产、畸形、窒息、胎黄、脐风、呼吸道感染、惊风等较多见。因此，在喂养、保暖、隔离、消毒、细心护理、防止皮肤黏膜损伤等方面，都显得尤为重要。

（三）婴儿期

从出生 28 天到满 1 周岁为婴儿期，亦称乳儿期。这个阶段是小儿出生后生长发育最快的时期，生机蓬勃、发育迅速的生理特点更加突出。周岁时体重约为出生时的 3 倍，身长约为出生时的 1.5 倍，因此，婴儿期对营养的需求高，饮食以母乳或牛乳为主，可逐渐添加辅助食品。但由于小儿脏腑娇嫩，形气未充，抗病能力较弱，故该期更容易患病。首先，小儿脾常不足，消化吸收功能较差，若喂养和护理不当，容易发生恶心、呕吐、腹泻和营养不良等病证。尤其 6 个月后，从母体获得的抗体也逐渐消失，容易发生感染性疾病。故应提倡母乳喂养，及时添加辅食，注意多晒太阳，按时进行各种预防接种，增强抗病能力。

（四）幼儿期

从 1 周岁到 3 周岁为幼儿期。这一时期小儿的体格增长较前缓慢，而生理功能日趋完善，乳牙逐渐出齐，语言、动作及思维活动、表达能力等方面发展迅速。此期要注意适时断奶及断奶后的合理喂养，防止厌食、呕吐、腹泻及营养不良等病证的发生。同时，由于其户外活动逐渐增多，接触感染机会增加，故多种小儿急性传染病的发病率最高，应做好预防保健工作。

（五）幼童期

从 3 周岁到 7 周岁为幼童期，亦称学龄前期。这个时期体格的迅速生长减缓，神经精神的发育迅速加快，因而与成人接触更密切，理解和模仿能力增强，语言逐渐丰富，对周围新鲜事物好奇心大，常因不知危险而发生意外，故而要注意防止中毒、跌仆等意外事故的发生。此期抗病能力较前增强，肺、脾二脏疾病的发生率较前降低。在此期间，托幼机构主要是应加强品德教育，培养良好的卫生习惯，开展适应他们特点的文体活动，并继续做好预防接种及保健工作，预防传染病发生。

（六）儿童期

从 6～7 周岁到 12～13 周岁为儿童期，亦称学龄儿童期。此期，体重增长加快，更换乳牙，长出第 1～2 磨牙。除生殖系统外，各系统器官的发育逐渐接近成人水平，生理上，心肺功能稳定，大脑皮质功能更加发达，特别是第二信号系统发育迅速，因而综合分析能力、理解能力、控制能力、体力活动等均有进一步发展，已能适应复杂的学校和社会环境。对各种传染病抵抗能力增强，疾病的种类及表现基本接近成人。因此，家庭和学校均应重视德、智、体三方面的培养，并注意保证营养供给，及时发现和防治各种疾病，确保小儿的身心健康成长。

二、生理常数

生理常数是根据健康小儿生长发育的规律，总结出的用以衡量小儿健康状况的标准。凡符合标准的，都可能是健康的小儿；反之，则显示可能有某种不利因素影响小儿的正常发育。但必须根据小儿的个体和家族特点全面观察，才能作出正确的判断。

（一）体重

体重是判断小儿生长发育和营养状况的重要指标，临床治疗常根据体重计算用药的剂量和输液量。测体重应在晨起空腹、排尿后进行，测其裸体的实际重量。小儿出生时体重平均约 3kg（2.5～4.0kg）。出生后，最初几天体重可减轻约 6%～9%，若超过 10%，应考虑为病理性或喂养不足所致。一般在 7～10 天可恢复至出生时体重，以后体重不断增加，年龄愈小增加愈快。为了便于临床观察和判断，小儿体重可用下列公式推算：

1～6 个月：体重（kg）= 出生体重（kg）+ 0.7（kg）× 月龄

7～12 个月：体重（kg）= 6（kg）+ 0.5（kg）×（月龄 − 6）

1 周岁以上：体重（kg）= 7 或 8（kg）+ 2（kg）× 年龄

需要指出的是，同年龄小儿体重差别很大，在正常情况下，允许个体差异为 ±10%。

（二）身高（长）

身高（长）是指从头顶到足底的垂直长度，是反映骨骼发育的重要指标。小儿身长的显著异常，是疾病的表现。如身长低于正常的 30% 以上，要考虑侏儒症、克汀病、营养不良等。测量身高时，一般是3岁以下小儿取卧位，3岁以上取立位。正常新生儿出生时平均身高，男孩约为50.6cm，女孩约为50cm。生后3个月内身长增长最快，每月平均增长约3～3.5cm。第1年平均增长约25cm，1岁以后身长增长较慢，第2年平均增长约10cm，到2岁时，身高约为85cm。2岁以后小儿，身高可用下列公式粗略估算：

$$身高（cm）= 70（cm）+ 7（cm）× 年龄$$

（三）头围

经眉弓上沿、枕外隆凸绕头一周的长度为头围。头围大小能反映脑及颅骨的发育。新生儿的头围，男略大于女，平均约34cm，6个月时约42cm，1岁时约46cm，2岁时约48cm，5岁时约50cm，15岁时接近成人头围，约54～58cm。头围测量在2岁前最有价值，头围过大或过小均为生长发育异常。如果头围过小，常为脑发育不全所致的小头畸形，过大可能为脑积水所致。

（四）胸围

用软尺沿乳头下缘水平绕胸一周的长度为胸围。小儿出生时，胸围平均约32cm，比头围小1～2cm；周岁时，头围和胸围几乎相等；以后则胸围超过头围，超过头围的厘米数，约等于小儿的岁数减1。胸围过大或过小，常为生长发育异常，甚至是疾病的表现。如患佝偻病或营养不良时，则胸围较小。

（五）囟门

囟门分前囟和后囟。前囟为顶骨与额骨边线形成的菱形间隙，出生时约为1.5～2cm，闭合时间大约在12～18个月；后囟为顶骨与枕骨边缘形成的三角形间隙，在出生时已闭合或很小，最迟约在生后6～8周完全闭合。囟门早闭或头围小于正常者，见于小头畸形；囟门迟闭，头围大于正常者，见于佝偻病、先天性甲状腺功能减退症等；若囟门饱满，甚至隆起，常提示颅内压增高，多见于脑积水、脑炎、脑肿瘤等，而囟门凹陷则见于极度消瘦或脱水的小儿。

（六）牙齿

人的乳牙有20颗，恒牙有28～32颗。正常小儿出生后4～10个月，乳牙开始萌出。若先天不足或后天护养失宜，可致小儿牙齿的发育迟缓或障碍。出牙过晚，多见于佝偻病患儿。一般1岁时出有6~8颗乳牙，至20颗乳牙出齐，最迟不超过2岁半。6岁左右，乳牙开始脱落，更换恒牙，12~15岁长满28颗恒牙。直至20~30岁第3臼齿长出，称智齿，此时恒牙全部出齐，共32颗。也有智齿始终不出者。6~24个月正常小儿的牙齿数，可用下列公式计算：

$$牙齿数 = 月龄 - 4 （或6）$$

（七）呼吸、脉搏、血压

1. **呼吸**　年龄愈小，呼吸频率愈快。出生1~3个月，呼吸每分钟约45~40次，4~6个月每分钟约40~35次，6~12个月每分钟约35~30次，1~3岁每分钟约30~25次。

2. **脉搏**　年龄愈小，脉搏频率愈快。新生儿~1岁，脉率每分钟约140~120次，1~3岁每分钟约120~100次，3~5岁每分钟约110~90次，5~7岁每分钟约100~80次，7~12岁每分钟约90~70次。

3. **血压**　年龄愈小，血压值愈低。一般收缩压不低于75~80mmHg（9.9~10.7kPa），不能超过120mmHg（16.0kPa），舒张压不得超过80mmHg（10.7kPa）。1岁以上小儿的正常血压，可用下列公式计算：

$$收缩压（mmHg） = 80 + 年龄 \times 2$$
$$舒张压（mmHg） = 收缩压 \times （1 / 2 ~ 2 / 3）$$

（八）动作的发育

动作的发育直接与肌肉的发育，尤其是与中枢神经系统的发育有密切关系，并反过来影响大脑的发育过程。小儿动作发育的规律一般是由上而下，由开始时的不协调到协调，由粗动作到精细动作的发展。

1. **大动作的发育**　新生儿仅有反射性活动（如吸吮、吞咽等）和不自主活动。1个月小儿在睡醒后常做伸欠动作；2个月俯卧时开始抬起头；3~4个月俯卧时能抬起前半身；6~7个月会独坐和翻身；8~9个月会爬；10个月会扶物而站；1岁能独立，牵着一只手能行走；1岁半左右会走路；2岁能爬楼梯；3岁能跑跳自如，动作逐渐有力。

2. **精细动作的发育**　小儿精细动作的发育主要表现在手指上。1个月小儿两手握拳，经刺激后握得更紧；3~4个月能将双手放到面前观看，并玩自己的手，出现企图抓握玩具的动作；5个月有眼-手协调，能有意识地抓取面前的东西；6~7个月能在两手间有意识交换玩具；9~10个月时，可用拇指和食指配合拈取细小物件；12个月会翻书、握笔乱涂；1岁半会叠2~3块方木；2岁会叠积木6~10块；3岁会叠积木12块；4岁会自己穿衣，画正方形图；5岁能写简单的字；6岁能画三角形、房屋等，动作逐渐精细和准确。

（九）语言的发育

语言是高级神经活动的形式，并与听觉和发音器官功能有关。小儿语言发育的顺序是：发音阶段→咿呀作语阶段→单词单句阶段→成语阶段。

小儿语言发育的过程大致可以概括为：新生儿哇哇哭叫，2~3个月会笑，4个月会开心笑出声，5~6个月开始能无意识地呀呀发单音，7~8个月能发复音（如妈妈、爸爸），9~10个月以上能懂比较复杂的词意，1岁以后逐渐能说简单的日常生活用字，2岁左右能简单交谈，3~4岁能说、会唱，5~6岁能用完整语句表达自己的意思，7岁以后小儿一般就能较好地掌握语言，对周围复杂事物有初步的分析能力。此外，语言发育与家庭和学校教养及所处周围环境有很大关系，若小儿的运动和控制大小便的能力均正常，仅说话稍迟，不能认为是智力落后。

小儿动作和语言发育可以通过以下歌谣帮助记忆：

一哭二笑三咿呀，四月抬头望妈妈；

五抓六坐握足玩，七翻八爬九叫爸；

十站对指十二走，看图说话在十八；

两岁能用勺吃饭，喜怒分明命令发；

三岁学穿鞋和袜，长成大娃别娇他。

（十）感觉功能的发育

1. 视觉　小儿2个月会注视物体，3个月会用眼睛追寻活动的人或玩具，4~5个月即能认生熟人。

2. 听觉　小儿生后2周即可集中听力，把头或眼转向声音来自的方向，3个月小孩即有定向反应。

（十一）神经反射功能的发育

小儿生后第2周，如妈妈抱起，孩子会出现吸吮动作，准备吃奶；3~

4个月对视觉（看到亲人高兴）、听觉（听到生人声音害怕）、味觉（苦味食物不高兴）等开始形成一定的条件反射。

（十二）心理行为的发育

小儿心理行为的正常发育，除了遵循其自身发育规律外，更应重视来自于健康的家庭、学校及社会环境的影响。在教育培养方法上，宜坚持正面引导，鼓励健康向上，通过说故事、讲道理，循循善诱，耐心教育，既不能偏袒偏爱，又不可打骂恐吓。应重视正确的小儿早期教育，从注意力、记忆力、逻辑思维能力、意志力等多方面培养小儿良好的情绪、情感和个性，逐渐养成其良好的品行道德，从而使其在社会环境中能与人融洽相处，为有效率地学习和工作提供保障。

第三章

小儿的喂养与保健

小儿喂养和保健工作，是保证其健康成长的重要环节，应根据具体条件采取可行的预防保健措施和合理的喂养方法，从而促进小儿体格的正常发育，减少疾病的发生。

一、新生儿的护养

1. **口腔护理** 小儿出生时，口中常留有羊水等秽液，医师应及时用消毒棉花裹指，为其将口内秽液拭净，有条件者可用金银花、野菊花、生甘草各 3g，煎汁拭口；也可用黄连或生大黄等中药微量，煎水内服，以清解胎毒，有利于防止胃肠道和口腔的感染。

2. **脐部护理** 新生儿断脐时应无菌操作。断脐后，要保持局部清洁，外敷消毒纱布；脐带经 4～10 天自然脱落后，若局部潮湿，可撒清洁炉甘石粉，使其保持干燥。脐带尚未脱落时洗浴，勿使脐部沾水。要勤换尿布，防止尿液浸渍和污染脐部。

3. **眼部护理** 小儿出生后，要保持眼部清洁，有分泌物时，可以消毒生理盐水冲洗眼睛或常规滴眼药水。

总之，对于新生儿一定要细心照料，精心护理，注意保持皮肤清洁和干燥，洗浴时，水温要适宜，防止烫伤，做好脐部护理，防止感染，为其生长发育创造良好的生活和环境条件。

二、婴儿的喂养

婴儿时期，生机蓬勃，发育迅速，需要营养物质较多，但由于其脏腑娇嫩，消化功能尚不成熟，若喂养不当，极易引起消化功能紊乱和营养不良，影响生长发育和健康。因此，合理喂养是小儿健康成长的重要保障。

（一）喂养方式

婴儿的喂养一般分为母乳喂养、人工喂养和混合喂养 3 种方式。

1. **母乳喂养** 出生后 5～6 个月内的婴儿，以母乳为主要食物的喂养方式，属于母乳喂养。在哺乳前，应当先揉乳，清洗乳头，挤出宿乳。哺乳时，要注意乳儿姿势，应将乳儿斜抱于怀中。小儿出生后，可尽早开始哺乳，哺乳时间和哺乳量，可根据婴儿的需要灵活掌握。哺乳后，应将乳儿抱直，倚于肩头，轻轻拍背，防止溢乳。哺乳期间，乳母应加强营养，合理膳食，保持起居适宜、精神愉快，以保证乳汁的营养和哺乳通畅。

2. **人工喂养** 因无母乳或其他原因不能哺乳，完全用牛乳或配方乳代替母乳的喂养方式，叫作人工喂养。人工喂养应根据家庭条件和各地区的生活习惯，因地制宜，选择既适合婴儿喂养及营养需要，又质优价廉的食品。

3. **混合营养** 因母乳不足或其他原因不能全部用母乳喂养，部分用牛乳或配方乳代替母乳的喂养方式，叫作混合喂养。混合喂养可在每次母乳后补充牛乳或配方乳，也可在一天中喂几次，以代替母乳。但全日哺乳次数一般不少于 3 次，否则母乳量就可能减少，以致消失。

（二）添加辅食

婴儿的生长发育迅速，为了满足其需要，及时添加一些辅助食品很重要。添加辅食时一般要先从小量、少样开始，逐步添加，可由稀到稠，由流质、半流质到固体食物逐渐过渡，从而能为断奶做好准备（表 3-1）。

表 3-1　婴儿的主食与辅食

年龄	主食	辅食
1 个月以内	乳类	豆浆、奶糕
2 ~ 3 个月	乳类	菜汤、奶糕、鲜果汁、鱼泥
4 ~ 6 个月	乳类	鱼泥、蛋黄、奶糕、肉末
7 ~ 9 个月	乳类和糊类	碎菜、粥、烂面、碎肉、鱼、豆腐
10 ~ 12 个月	糊类	蛋、鱼、豆制品、碎肉

（三）断奶时间

小儿断奶时间选在满 8 ~ 12 个月为宜。断奶一般应避开盛夏、寒冬和小儿患病时。在断乳前，即应逐渐增加辅食，减少喂乳次数。断奶后，应先以粥和软饭为主食，逐渐过渡到成人饮食；进食要定时、定量，富于营养，容易消化。

三、小儿保健

（一）小儿保健的一般措施

1. **健康检查** 适时实行健康检查，是保护小儿健康的积极措施。通过健康检查，可以系统地了解小儿生长发育及疾病情况，并能做到未病先防、有病早治。一般情况下，对 3 周岁以下小儿，应每半年体格检查 1 次；3 周岁以上，每 1 年检查 1 次。

2. 加强体格锻炼 通过锻炼，可以增强小儿对疾病的抵抗力和提高机体对自然环境的适应能力，是增进小儿健康水平的积极措施。小儿锻炼的方式，应因年龄而异，可以做新鲜空气浴、日光浴、水浴和体育锻炼等。锻炼应从小开始，循序渐进，不可要求过高，不要随意中断。

（二）小儿保健的具体措施

1. 居住 小儿室内要空气流通，阳光充足，冷暖湿度要适宜，避免室温过热，多做室外活动，增强体质，预防感冒，避免外邪入侵，减少疾病发生。同时也应防患于未然，注意防止触电、摔伤、烫伤等意外事故的发生。

2. 衣着 小儿尿布应使用质软、吸水性强的棉布为宜，并要勤换、勤洗、勤晒。小儿衣着以质地轻软、尺寸宽松、有利于四肢活动自如的棉布原料为宜，衣裤鞋帽应宽松舒适，不宜太小或太紧；小儿穿着应随气候的变化及时增减。

3. 睡眠 婴儿要有充足的睡眠，年龄越小，所需睡眠时间越长。小儿睡眠不足，常会出现烦躁易怒、纳减、体瘦等情况。要让小儿养成自动入眠的习惯，尽量避免抱在怀中抖动及口含乳头等入睡。小儿每日所需睡眠时间如表 3-2 所示。

表 3-2　小儿每日所需睡眠时间

年龄	初生	2～3 个月	4～8 个月	9～12 个月	1～2 岁	3～5 岁	6～7 岁	7 岁 以上
睡眠 时间	20 小时	16～18 小时	15～16 小时	14～15 小时	13 小时	12 小时	11 小时	9～10 小时

4. 清洁卫生 婴幼儿皮肤娇嫩，应经常保持皮肤清洁、卫生，特别是沐浴后应将皮肤皱褶处擦干。要培养小儿爱清洁、讲卫生的良好习惯，定期沐浴，勤换衣裤，勤修指（趾）甲，饭前便后洗手。3～4 岁以后，可训

练小儿学会自己洗脸、刷牙等。另外，还要注意室内、户外的清洁卫生。

5. **饮食习惯**　应该从小培养小儿自己进食、定时进食的良好饮食习惯，做到合理膳食，不偏食、不挑食、不吃零食。

6. **预防接种**　预防接种是提高小儿机体的特异性免疫力、预防某些传染病、保障小儿健康的必要措施。应注意建立小儿预防接种档案，按期完成各项计划免疫的预防接种。

第四章

小儿的生理病理特点

小儿从出生到成年，处于不断地生长发育过程中，其间，无论是形体结构，还是生理病理方面，具有其显著的年龄特点，均与成人有所不同，且年龄越小越显著，因此，不能简单地把小儿看成是成人的缩影。历代儿科医家有关小儿的生理、病理特点的论述很多。归纳起来，其生理特点主要表现为"脏腑娇嫩，形气未充""生机蓬勃，发育迅速"，病理特点主要表现为"发病容易，传变迅速""脏气清灵，易趋康复"。掌握小儿这些生理病理特点，对小儿的健康保育和疾病的诊断、防治，都具有极其重要的意义。

一、生理特点

（一）脏腑娇嫩，形气未充

脏腑，即五脏与六腑；娇嫩，是指稚嫩柔弱而不成熟。形，即形体结构，包括四肢百骸、筋肉骨骼、精血津液等；气，是指机体的各种生理功能活动，如肺气、脾气等。小儿时期，其体格与成人有明显不同，机体各器官的形态、位置随年龄的增长不断变化，同时发育和生理功能都未臻成熟完善，因而五脏六腑的"形"和"气"都相对不足，尤以肺、脾、肾三脏更为突出。历代医家把这种现象归纳为"脏腑娇嫩，形气未充"。如《灵枢·逆顺肥瘦》曰："婴儿者，其肉脆、血少、气弱。"《小儿药证直诀·脉证治法·变蒸》说："小儿……五脏六腑，成而未全……全而未壮。"《小儿病源方论·养子十法》说："小儿一周之内，皮毛、肌肉、筋骨、脑髓、五脏六腑、营卫、气血，皆未坚固。"吴瑭在《温病条辨·解儿难·俗传儿科为纯阳辨》中明确提出了"小儿稚阳未充，稚阴未长"的论述，以说明小儿的生理特点。《温病条辨·解儿难》更进一步认为：小儿时期的机体柔嫩、经脉未盛、气血未充、神气怯弱、脾胃薄弱、肾气未满、精气未足、筋骨未坚等特点，是"稚阴稚阳"的表现，并指出小儿生长发育的过程是阴长而阳充。阴阳是互根互用的，小儿的脏腑柔弱，形气不足，正是由于"稚阳未充，稚阴未长"，阴阳有待互生成长。这里的"阴"，一般是指体内精、血、津液等物质；"阳"是指脏腑的各种生理活动功能。故"稚阴稚阳"的论点充分说明了小儿在物质基础与生理功能上，都是幼稚和不完善的。

（二）生机蓬勃，发育迅速

小儿的另一个生理特点是"生机蓬勃，发育迅速"。这和上述特点是一个问题的两个方面。由于小儿脏腑娇嫩，形气未充，所以在其生长发育过程中，无论是体格、智力，还是脏腑功能，均不断趋向完善与成熟，年龄愈小，生长发育的速度也越快。好比旭日初生，草木方萌，蒸蒸日上，欣欣向荣。古代医家把小儿的这种生理现象称为"纯阳"或"稚阳"。如《颅囟经·脉法》首先提出："凡孩子三岁以下，呼为纯阳，元气未散。"《温病条辨·解儿难》解释曰："古称小儿纯阳，此丹灶家言，谓其未曾破身耳，非盛阳之谓。"所谓"纯阳"，是指小儿在生长发育过程中，生机旺盛，蓬勃发展，对水谷精微物质的需求相对感到更为迫切，并非说正常小儿是有阳无阴或阳亢阴亏的盛阳之体。

总之，历代儿科医家通过长期的临床观察和实践，提出"稚阴稚阳"和"纯阳之体"的观点，高度概括了小儿生理功能的两个方面。前者是指小儿机体柔弱，阴阳二气均较幼稚不足；后者则指在生长发育过程中，既生机蓬勃，发育迅速，同时又相对地感到阴的不足，所以其与成人迥然不同。

二、病理特点

（一）发病容易，传变迅速

因小儿脏腑娇嫩，形气未充，为稚阴稚阳之体，其体质和功能均较脆弱，对疾病的抵抗力较差，加上寒暖不能自调，乳食不知自节，一旦调护失宜，则外易为六淫邪气所侵，内易为饮食不节所伤，因此，其病证以外感时邪和肺脾二脏受损更为多见。肺为华盖，功能主气，司呼吸，外合皮毛，又肺为娇脏，而小儿卫外功能未固，外邪每易由表或口鼻而入，侵袭肺系，因而时行感冒、咳嗽、肺炎等肺系病证最为常见。脾胃为后天之本，主运化水谷和输布精微，为气血生化之源。由于小儿脾胃运化功能尚未健全，而生长发育所需水谷精气却较成人更为迫切，故常易为饮食所伤，出现积滞、呕吐、泄泻等病证。明代《育婴家秘》所谓小儿"脾常不足"，即是古代医家对小儿多见脾胃疾病这一生理病理特点的概括。

由于小儿脏腑娇嫩，患病时每易邪气鸱张而壮热，且因小儿神气怯弱，故邪易深入。所以，小儿患病之后，常见病邪内陷心包而谵语、昏迷；引动肝风则抽搐、惊厥；肝风与心火交相扇动，则火热炽盛，以致真阴内亏，柔不济刚，筋脉失养，而见壮热、惊搐、昏迷，甚则角弓反张等。《丹溪心法》所谓小儿"肝常有余"，即是对小儿易动肝风这一病理特点的概括。

小儿不但发病容易，历代医家还强调小儿在得病之后，有变化迅速的特点。具体表现在小儿疾病的寒热虚实，容易互相转化或同时并见。如宋代《小儿药证直诀·原序》明确指出：小儿"脏腑柔弱，易虚易实，易寒易热"。

"易虚易实"是指小儿一旦患病，则邪气易实而正气易虚。实证往往可以迅速转化为虚证，或者出现虚实并见，错综复杂的证候。如偶患感冒，可瞬即转为肺炎喘嗽，出现咳嗽、气急、鼻扇、涕泪俱无等肺气闭塞之象。若不及时予以开宣肺气，则又可很快出现正虚邪陷，心阳不振，气滞血瘀，虚中有实的证候。又如婴幼儿泄泻，原为外感时邪或内伤乳食的实证，也常易迅速出现液脱伤阴，甚或阴竭阳脱的危候。

"易寒易热"是指在疾病进程中，由于"稚阴未长"，故易呈阴伤阳亢，而表现热的证候；又由于"稚阳未充"，机体脆弱，尚有容易呈阳虚衰脱的一面，而出现阴寒证候。如风寒外束之寒证，可郁而化热，热极生风，出现高热抽搐等风火相扇的热证；而在急惊风症见高热抽搐，风火相扇的实热内闭证同时，可因正不胜邪，转瞬出现面色苍白、汗出肢冷、脉微细等阴盛阳衰危候。小儿温病较成人多见，而温邪多从火化，因此也是"易热"病理特点的具体表现。

总之，小儿寒热虚实的变化，比成人更为迅速而错综复杂。故对小儿疾病的诊治，必须强调观察敏锐，辨证清楚，诊断准确，治疗及时、果敢，这是根据小儿病理特点而提出的基本原则。

（二）脏气清灵，易趋康复

在儿科疾病过程中，虽有传变迅速，病情易转恶化的一面，但由于小儿生机蓬勃，活力充沛，故而脏气清灵，反应敏捷，加之病因单纯，又少七情之害、色欲之伤，因而在患病以后，如能及时恰当地给予治疗及护理，病情比成人好转快，容易较快恢复健康。即使出现危重证候，只要能分秒必争，全力以赴地积极施行各种综合救治措施，预后也往往良好。所以张景岳在《景岳全书·小儿则》中提出的"其脏气清灵，随拨随应，但能确得其本而撮取之，则一药可愈，非若男妇损伤积痼痴顽者之比"，正是对儿科生理、病理及治疗上特点的概论。

第五章

小儿推拿的
应用基础知识

第一节　中医学基础概要

推拿是人类最古老的治病保健方法，是中医学的一个重要组成部分。同针灸和处方用药等其他学科一样，推拿学科的形成与发展为中医学理论体系形成，最早积累了大量的医疗经验，对中医学理论体系的建立起着重要作用。同时，长期以来，中医学基本理论也不断指导着推拿实践，对推拿学发展又起了推动作用。因此，推拿是在中医学基本理论指导下，通过运用不同手法作用，通经络，平阴阳，和营卫，理血气，调脏腑，而防治疾病和养生保健的。推拿实践与中医阴阳五行、脏腑经络、营卫气血、整体观念以及辨证论治等基本理论有密切关系。

一、整体观念与推拿

整体观念是中医学对人体本身的完整性以及人与自然、人与社会统一性最基本的思想认识，是中医学理论体系的基本特点。中医学认为，人体是一个有机整体，构成人体的各组成部分，在结构关系的认识上是不可分割的，在生理功能上是相互为用、相互依存与协调的，在病理变化中是相互影响和关联的；同时，人类又是自然界长期演化的产物，人体与自然环境（包括人类社会环境）有密切联系，人类在能动地适应自然和改造自然中，维持了机体与自然的和谐和正常的生命活动。

（一）人体是有机的整体

人体是以五脏为中心，通过经络系统，把六腑、五体、五官、九窍、四肢百骸等全身组织器官联系成一个有机的整体，并通过精、气、血、津液的作用，来完成机体统一的功能活动。人体各脏腑组织和器官的功能都是整体活动的一个组成部分，都在整体活动的一统下，生理上相互协调、相互联系，病理上则相互影响。

（二）人体与自然界的统一性

人类是自然界长期演化的产物，自然界存在着人类赖以生存的适宜环境和必要条件，同时人体自身也时刻顺应或适应着自然环境的变化，并受自然环境影响而发生各种生理或病理上的反应。如四季气候、昼夜晨昏、地域环境、生活习惯等不同或变化，不时地在一定程度上对人体产生影响，使之发生生理与病理变化。

基于人体的整体性、人与自然及社会统一性的思想认识方法，形成了中医学理论体系中整体观念的基本特点。整体观念要求中医在认识人体结构、生理病理、疾病诊断和治疗方法以及养生保健上都必须先有一个整体认识，从诸多整体联系中把握具体事物。而推拿作为中医学的一个重要组成部分，培养和构建整体观念的思想认识方法，在整体观念指导下研究推拿实践，是对中医推拿医师的最基本要求。

二、辨证论治与推拿

中医学的另一个基本特点是辨证论治。辨证论治是中医认识疾病和治疗疾病遵循的基本原则和处置方法。

辨证，是将四诊（望、闻、问、切）所收集的有关疾病的各种资料（包括症状、体征），运用中医四诊八纲、脏腑等各种辨证方法，加以分析、综合，概括为某一性质的证候的过程。论治，是根据辨证的结果，确定相应证候的治疗方法。辨证是决定治疗原则与方法的前提，论治是治疗疾病的手段和方法。辨证论治的过程就是中医认识疾病和解决疾病问题的过程。

"证"与"症"的概念含义不同。症，即症状，是疾病过程中的单一表现，是反映证的基础；证，即证候，是机体在疾病发展过程中某一阶段表现的各种症状本质的概括。由于证反映了病变的部位、原因、性质及邪正关系等，因而它比症状更全面、更深刻、更正确地反映了疾病的本质。所以，中医认识并治疗疾病基本上是从证候入手的，相同的证，可用基本相同的治法；不同的证则用不同的方法治疗。

推拿是中医临床常用的医疗方法，与其他疗法一样，医者从整体观念出发，遵循"有诸内者必形诸外"的理论，对"四诊"所获得的疾病资料，运用八纲、脏腑等辨证方法，进行详尽的分析、综合，从而对疾病作出全面认识和正确诊断，并制订出合理有效的推拿治疗方案。辨证论治是中医理、法、方、术运用于推拿临床的过程，是中医学术的基本特点，是指导中医推拿临床的理论基础。

推拿临床辨证一般主要为辨病位，即脏、腑、表、里；辨虚实，即邪正力量的对比；辨病因，如六淫、外伤、内伤等；辨疾病阶段，如卫、气、营、血等。施治即根据阴阳失调、邪正斗争及寒热表里情况等辨证结果，制订相应的推拿治疗措施。所以，悉心领会中医学基本理论精髓，学习和全面掌握辨证论治思想，是从事中医推拿临床实践工作的基本要求。

三、阴阳五行与推拿

阴阳五行是阴阳学说和五行学说的合称，是古人用以认识自然和解释自然的世界观和方法论，是我国古代综合认识的唯物论和辩证法。阴阳学说认为，世界是物质的，物质的世界是在阴阳二气的相互作用下孳生、发展和变化的结果。五行学说认为，木、火、土、金、水是构成物质世界的最基本物质，由于它们之间不断地相互作用、相互资生、相互制约的运动与变化过程，形成了丰富的物质世界。这种观念对我国古代唯物主义哲学起着很深远的影响，并成为我国古代自然哲学的唯物主义世界观和方法论的基础。

中医学是我国古代自然哲学的一个组成部分，阴阳五行学说运用于医学实践，借以阐述人体的生理功能和病理变化，并指导临床诊断和治疗，成为中医学理论体系的一个重要组成部分，对中医学理论体系的形成和发展，有很深的影响。因而它同时也贯穿于整个中医推拿理论，并有效地指导着推拿临床实践。

（一）阴阳学说

阴阳，是对自然界相互关联的某些事物和现象，对立双方的概括，也是自然存在和变化的固有形式和基本特征。阴和阳，既可代表相互对立的事物，也可以代表同一事物内部所存在的相互对立的两个方面。

必须指出的是：阴和阳代表着事物的属性，必须是相互关联的一对事物，或是同一事物的两个方面，才有实际意义。

一般地说，凡是具有运动、外在、上升、温热、明亮、功能、亢进等特性的都属于阳，具有静止、内在、下降、寒冷、晦暗、物质、衰退等特性的都属于阴。中医学纳阴阳概念于人体，主要把具有推动、温煦作用的气，如功能活动归属为阳，而把具有滋养、濡润作用的物质基础归属为阴。

然而，事物的阴阳属性并不是绝对的，而是相对的。这种相对性，一方面表现为在一定条件下，阴阳之间可以相互转化，所谓"物极必反"。另一方面则体现于事物的无限可分性，即阴阳中复有阴阳区分，例如：昼为阳，夜为阴，白昼上午为阳中之阳，下午为阳中之阴；夜间前半夜为阴中之阴，而后半夜为阴中之阳。

由此可见，宇宙间任何存在（事物）都可以用阴阳概括，任何一种事物本身又可以分为阴阳两个方面，并且事物阴阳的任何一方，仍可再分阴阳，这种事物既相互对立，而又相互联系、相互依存的现象，反映于无限的宇宙自然之中。

阴阳学说认为，世界是物质性的整体，世界本身是阴阳二气对立统一的结果。宇宙间的任何事物都包含着阴、阳相互对立的两个方面，如昼与夜、晴与阴、热与寒、动与静等等，都是阴阳两个方面运动变化的结果，同时阴阳的相互作用又推动着事物的发展与变化。因此，阴阳学说内容可以概括为以下几方面：

1. 阴阳的对立制约 阴阳学说认为，自然界一切事物和现象都存在着相互对立的阴阳两个方面。而这种对立是在二者的相关与统一基础上的结果，并且阴阳两个方面的相互对立，主要表现于它们之间的相互制约和互为消长运动。例如：在一年四季中，冬至后，春夏阳气逐渐上升抑制了寒凉之气，故天气得以温热；夏至后，秋冬阴气逐渐上升抑制了温热之气，则天气趋于寒凉。正是这种自然界阴阳相互制约、互为消长的运动变化结果，取得了自然的统一与和谐，即动态平衡，事物才有发展变化，自然界才能生生不息。如果阴阳的统一体没有阴阳的对立和消长，就不能得到制约与统一，故而阴阳的对立运动也就终止了，即为死寂状态，事物便因之而消失。人的机体之所以能进行正常的生命活动，就是其阴与阳两个对立的方面，相互制约、互为消长的正常运动取得了统一与协调，即动态平衡的结果，中医学称之为"阴平阳秘"。如果这种动态平衡遭到破坏，即是疾病的形成。

2. 阴阳的互根互用 事物的阴和阳两个方面，既相互对立，又相互依存，任何一方都不能脱离另一方而单独存在。如上为阳，下为阴，无上就无所谓下，无下就无所谓上；热为阳，寒为阴，无热即无所谓寒，无寒即无所谓热，等等。阴与阳相互依存，每一方都以对方的存在为存在条件。阴阳的这种相互依存关系，称之为阴阳的互根互用。

阴阳的互根互用广泛体现于中医学理论体系。如构成人体和维持人体生命活动的最基本物质——气与血的关系，气属阳，血属阴，"气为血帅，血为气母"；反映于人体的生理功能上，兴奋过程属阳，抑制过程属阴，二者依存互根；体现于人体物质与功能之间，物质属阴，功能属阳，二者互根互用，不存在无功能的物质，也没有无物质基础的功能，正所谓"孤阴不生，独阳不长"。如果阴阳双方失去了互为存在、相互为用的条件，也就无从生化长养，生命过程将会终结。

3. **阴阳的消长平衡** 阴阳学说认为，相互对立制约、互根互用的阴阳之间处于平衡，并不是静止不变的状态，而是处在一定范围内阴阳不断地互为消长的运动变化之中，是在一定限度和时间内"阳消阴长""阴消阳长"的相对平衡过程。例如，一年中四季气候的变化，从冬至春夏，气温由寒冷逐渐转温变热，即是"阴消阳长"的过程；由夏至秋冬，气温由炎热逐渐转凉变寒，又是一个"阳消阴长"的过程。然而，这种阴阳消长的过程，在一年中总体上应该是相对平衡的。就人体生理而言，"阳气者，一日而主外，平旦人气生，日中而阳气隆，日西而阳气已虚，气门乃闭"。子夜至日中，是"阴消阳长"的过程；日中至黄昏及子夜，则是"阳消阴长"的过程。人体即是在这种阴阳互为消长过程中，维持着相对的动态平衡状态。

事物总是在阴阳的相对平衡与绝对消长，相对静止与绝对运动中生化不息，从而得到发生和发展，对于人体来说也就能够维持正常的生命活动。如果这种阴阳的互为消长与相对平衡受到破坏，形成阴或阳的偏盛或偏衰，导致阴阳的消长失衡，即是病理状态。

4. **阴阳的相互转化** 事物运动发展过程中的阴阳两个方面，在一定条件下，可以各自向其相反的方向转化，即阳可以转化为阴，阴可以转化为阳。一般来讲，阴阳转化都发生在事物变化"极"的阶段，所谓"物极必反"。如果说"阴阳消长"是一个量变过程的话，则阴阳转化便是量变基础上的质变。

阴阳对立双方之所以能够相互转化，是因为事物在生成时，其阴阳双方已相互倚伏着向其对立面转化的内在因素，无论自然界的运动变化，还是人体生理或病理发展过程，都是如此。然而，阴阳转化必须具备一定条件。"重阴必阳，重阳必阴"，"寒极生热，热极生寒"，这里的"重"和"极"就是促进转化的条件。阴有了"重"这个条件，就会转化为阳；阳有了"重"这个条件，就会转化为阴。寒在"极"的条件下，便可向热的方向转化；热在"极"的条件下，便可向寒的方向转化。在这里，条件是主要的，没有一定的条件，内在因素便不起作用，因而不会转化。

阴阳学说贯穿于整个中医学理论体系之中，因此指导对人体组织结构、生理功能及疾病发生变化规律的认识，并指导临床诊断和治病保健。

中医学在阐释人体组织结构时，认为人体是一个有机整体，组成整体的各组织结构既有机联系，又可以划分为相互对立的阴阳两部分。根据阴阳学说概念，人体的上部属阳，下部属阴；体表属阳，体内属阴；背部属阳，腹部属阴；外侧部属阳，内侧部属阴。就脏腑而言，五脏属阴，六腑属阳。五脏中，心、肺在上属阳，肝、脾、肾在下属阴。具体到每一脏腑，又各有阴阳之分，如心有心阳、心阴，肾有肾阳、肾阴等等。总之，人体上下、内外各组织结构之间，以及每一组织结构本身，虽然关系复杂，但都可以用阴阳来概括说明。

在人体生理功能上，阴阳学说认为，人体的正常生命活动，是阴阳两个方面保持着对立统一协调关系的结果。就人体的生理功能与物质基础而言，功能属于阳，物质属于阴，且生理功能活动是以物质为基础的，没有物质的运动就无以产生生理功能，而生理活动又不断促进着物质的生成与代谢，二者体现了阴阳相互储存、互为消长的对立统一关系。如果阴阳不能相互为用而分离，人的生命也就终止了。所谓"阴平阳秘，精神乃治；阴阳离决，精气乃绝。"

机体互根互用、互为消长的阴阳双方相互协调是健康的保障。一旦因某种原因使机体阴阳失去协调平衡，导致阴阳偏盛偏衰，人体就会发生疾病。阴阳学说认为，疾病发生发展的病理，主要关系到人体正气与邪气两个方面。正气，即人体的抗病能力；邪气，泛指各种致病因素。正气与邪气及其相互作用、相互斗争的情况，无论其病理变化如何复杂，都不外乎阴阳的消长失调，以致偏盛偏衰。病邪有阴邪、阳邪之分，如六淫邪气中，寒、湿为阴邪，风、热、暑、燥为阳邪；正气也包括了阴精与阳气两部分。阳邪致病可使阳偏盛而阴伤，因而出现热证；阴邪致病则使阴偏盛而阳伤，因而出现寒证。阳气虚不能抑阴，则出现阳虚阴盛的虚寒证；阴亏损不能制阳，则出现阴虚阳亢的虚热证。总之，疾病多为邪正斗争、阴阳盛衰的过程，"阳胜则热，阴胜则寒；阳虚则寒，阴虚则热"是中医学对阴阳失调（盛衰）病机的基本概括。

由于疾病发生发展变化的内在原因是阴阳失调，所以，任何疾病，尽管其临床表现错综复杂，千变万化，但都可用阴阳加以概括说明。故"善诊者，察色按脉，先别阴阳"。临床诊断首先要分清阴阳，才能把握疾病的本质，做到执简驭繁。如临床常用的八纲辨证——阴阳、表里、寒热、虚实，是各种辨证的纲领，其中表、热、实属阳，里、寒、虚属阴，而阴阳则是八纲中的总纲。阴阳用于疾病的诊断，大可概括整个病证阴阳属性，小则分析四诊的每一个具体脉症。

由于阴阳失调是疾病发生发展的根本原因，因此，调整阴阳，补偏救弊，促使阴平阳秘，恢复和保持阴阳的相对平衡，就是治病保健的基本原则。

《黄帝内经》曰："谨察阴阳所在而调之，以平为期。"推拿正是根据阴阳理论及上述原则，把手法与经络腧穴理论结合起来，扶正祛邪，温寒清热，从而调整阴阳平衡。故古代按摩八法分阴阳两大类，并指出阳性手法用力较重，谓之刚术；阴性手法用力较轻，谓之柔术。手法较轻，刺激性小，比较柔和，有扶正补益作用的抚、摩、运等手法，属于阴性手法；手法较重，刺激性大，比较刚劲，有疏泄祛邪作用的拿、点等手法，为阳性手法。有的手法则是直接用阴阳来命名的，如小儿推拿手法中有分阴阳、合阴阳等等。

（二）五行学说

五行，即木、火、土、金、水5种物质现象属性所概括的自然界各种事物关系及其运动变化规律。古人在对自然界各种事物的观察分析中，通过对5种物质现象属性及关系的认识，并加以抽象推演，用以归纳说明整个物质世界事物之间的相互资生、相互制约关系及其运动发展变化过程。

五行学说主要以五行之间的生、克关系来阐释事物之间的相互关系，认为自然界任何事物的存在都不是孤立的、静止不变的，而是通过普遍而广泛的各种联系，在不断的相生（相互促进）、相克（相互制约）的运动变化之中，维持其协调平衡的。

五行学说对中医学理论体系的形成，有着极其深刻的影响，借以说明人体结构、生理、病理上的整体联系及其与外在环境的相互关系等，从而指导疾病诊断治疗和预防保健。

1. 五行学说的基本内容

（1）五行特性与事物属性及五行归类：五行特性是古人对自然界木、火、土、金、水 5 种物质认识的抽象概念，用以归类分析各种事物的五行属性和研究事物之间相互联系的基本法则。①木："木曰曲直"。指如同树木的生长特性，枝干曲直，舒展向上不拘。从而引申为具有生长、升发、条达舒畅等特点或性质的事物，同属于木。②火："火曰炎上"。指如同火具有温热、上升的特性。从而引申为具有温热、升腾特性的事物，同属于火。③土："土爱稼穑"。指如同土具有播种、长养和收获的作用。从而引申为具有生化、长养特性的事物，同属于土。④金："金曰从革"。指如同金具有肃杀、变革的特性。从而引申为具有清肃、收敛属性的事物，同属于金。⑤水："水曰润下"。指如同水具有滋润、趋下的特性。从而引申为具有滋润、寒凉、向下属性的事物，同属于水。

五行学说是以五行的特性来推演和归类事物的五行属性的，它将各种事物的性质和作用与五行的特性相类比，从而归属事物的五行属性。以方位五行所属为例，日出东方，阳光渐升，与木之升发特性相类，故东方属木；南方炎热，阳光隆盛，与火之炎上特性相类，故南方属火；日落西方，阳气收敛，与金之肃敛特性相类，故西方属金；北方寒冷，阳气藏伏，与水之阴凉特性相类，故北方属水；四方之中，万物所生，长养变化，与土之长养特性相类，故中央属土。以人体五脏五行所属为例，肝之升发柔韧，属性类木；心主神明，温煦周身，属性类火；脾主运化，为后天长养之本，属性类土；肺主治节，清肃敛降，属性类金；肾主封藏，阴精所处，属性类水。

五行学说还认为，属于同一五行属性的事物都存在着相关性和联系，从而把自然界千变万化的事物，归结为木、火、土、金、水的五行系统。对人体来说，则将人体的各种组织器官及其功能，归属为以五脏为中心的 5

个生理、病理系统，并阐释了人体及其与自然界的统一。人体与自然界事物的五行属性的常见内容参见表 5-1。

表 5-1　人体与自然界事物的五行属性

自然界							五行	人体						
五音	五味	五色	五化	五气	五方	五季		五脏	五腑	五官	五体	五志	五声	变动
角	酸	青	生	风	东	春	木	肝	胆	目	筋	怒	呼	握
徵	苦	赤	长	暑	南	夏	火	心	小肠	舌	脉	喜	笑	忧
宫	甘	黄	化	湿	中	长夏	土	脾	胃	口	肉	思	歌	哕
商	辛	白	收	燥	西	秋	金	肺	大肠	鼻	皮毛	悲	哭	咳
羽	咸	黑	藏	寒	北	冬	水	肾	膀胱	耳	骨	恐	呻	栗

（2）五行的生克乘侮：五行学说并不是孤立、静止地将事物简单归属五行，而是以五行相生、相克关系来阐释事物之间的相互联系与和谐；并以五行相乘、相侮关系来阐释事物之间运动变化的反常现象。

相生，是指一事物对另一事物具有促进、助长和资生的作用。五行相生的次序是：木生火，火生土，土生金，金生水，水生木，依次资生，循环无尽。在五行相生关系中，任何一"行"都有"生我"和"我生"两个方面，即生我者为母，我生者为子。所以五行的相生关系又叫"母子关系"。

相克，是指一事物对另一事物的生长和功能具有抑制和制约的作用。五行相克的次序是：木克土，土克水，水克火，火克金，金克木，依次相克，往复无穷。在五行相克关系中，任何一"行"都有"我克"和"克我"两个方面，即我克者为我"所胜"，克我者为我"所不胜"。所以五行相克关系又叫"所胜"和"所不胜"关系。

相生与相克，在五行学说中，都是自然界事物关系的正常情况，也是人体生理活动关系的正常现象。二者是密切联系的两个方面，无生就没有事物的发生与成长，无克就不能维持事物关系的协调与变化，生中有制，克中有生，自然界的生态，乃至人体生理都是在这种不断地相互资生、相互制约的关系中，维持着运动变化的动态平衡。

相乘，是指五行中某"行"对其"所胜"克制太过的异常情况。乘，有乘虚侵袭的意思，是事物关系失去正常和谐的表现。

引起相乘的原因主要有两方面：一是五行中某"行"太过，造成五行生克制化关系的异常。例如：木过强盛，克土太过，造成土相对虚（不足），称"木旺乘土"。二是五行中某"行"本身过弱，使得其"所不胜"的"行"相对过强，以致该"行"被克而更加不足，造成五行生克制化关系的异常。例如：由于土本身的不足，形成了木克土的力量相对增强，土不耐木而更加不足，称"土虚木乘"。

相侮，是指五行中的某"行"过强，对其"所不胜"的"行"进行反克的异常情况。侮，有恃强凌弱之意，又称"反侮"。相侮是事物关系失去正常和谐的另一种情况。

引起相侮的原因也可有两个方面：一是某"行"过于强盛，不仅不被其"所不胜"克制，反而对其"所不胜"进行反克（即反侮），如木本受金克，但木过强，反对金进行了克制，称"木侮金"；另一方面也可因某"行"本身虚弱不足，不仅不能对其"所胜"克制，反而被其"所胜"行反克，如金本克木，但由于金本身十分虚弱，无力克木，反而受到木的"反侮"，称"金虚木侮"。

相乘和相侮，都是不正常的相克现象，前者是按五行的相克次序发生过强的克制，后者是与五行相克次序发生相反方向的克制现象，从而形成五行间的两种不同的生克制化异常。同时，在发生相乘时，也可同时出现对其"所不胜"行的反侮；发生相侮时，也可同时出现对其"所胜"行的相乘。

2. 五行学说在中医学中的应用　中医学运用五行学说，主要是以五行特性及其生克乘侮关系和变化规律来阐释人体脏腑经络、组织器官的生理功能特点与其相互关系，病理现象和相互影响，以及其与自然界各种事物和现象的联系等，并指导临床诊断和治疗。

（1）说明人体生理结构和功能及相互关系：五行学说在生理结构上，主要是借以说明人体各脏腑组织功能属性和相互间以及其与外界环境间相互联系的统一性。概括有以下方面：一是以五脏配属五行，并通过经络联络六腑、五官、五体、五志等全身结构与功能活动现象，从而把整个人体看作以五脏为中心的整体系统。二是根据五行生克制化规律，阐释人体以五脏为中心的5个系统之间相互联系的整体性。三是通过以五脏为中心的五行归属，说明人体与外在环境之间相互联系的统一性。

（2）说明脏腑病变的相互影响：五行学说不仅可用以说明在生理上人体脏腑组织器官间的相互联系，而且也用以阐释其病理上的相互影响。某脏有病可影响他脏病变，这种病理上的影响称之为传变。以五行阐明脏腑疾病的传变，主要有相生关系的传变与相克关系的传变。相生关系的传变，如"母病及子""子病及母"；相克关系的传变，包括相克太过（即相乘）为病和反侮致病。

（3）用于疾病诊断与推拿治病保健：人体是一个有机整体，当内脏有病时，人体内脏功能活动及其相互关系的异常变化，可以反映到体表和相应的组织器官，出现色泽、声音、形态、脉象等异常变化，基于五色、五音、五味等的五行五脏归属，从而分析五脏五腑病变。推拿治病，即可运用望、闻、问、切四诊所获得的材料，根据五脏所属的五行归属特点及其生克乘侮规律，分析和诊断疾病。正如《难经·六十一难》所说："望而知之者，望见其五色，以知其病。闻而知之者，闻其五音，以别其病。问而知之者，问其所欲五味，以知其病所起所在也。切脉而知之者，诊其寸口，视其虚实，以知其病，病在何脏腑也。"然后，根据"有者求之，无者求之，盛者责之，虚者责之，必先五胜，疏其血气，令其调达，而致和平"，以及"虚则补之，实则泻之"等治疗原则，确定具体的治疗方法。如滋水涵木、益火补土、培土生金、佐金平木、扶土抑木、培土制水、泻南（火）补北（水）等等。

在小儿推拿中，尤能体现推拿与五行的密切关系。小儿手部的穴位，多以五行来命名，如"脾土""肝木""肺金""肾水""心火"等穴。有些手法名称也是根据五行学说来命名的，如"运水入土""运土入水"等。在治疗上则是根据五行生克规律，采取顺逆补泻之法，从而达到协调平衡、愈病保健的目的。

四、脏腑经络与推拿

　　脏腑经络是人体的重要组成部分。脏腑学说与经络学说是中医学理论体系的核心，是指导中医医疗保健的重要理论基础，故有"不明脏腑经络，动手开口便错"之说。

　　脏腑，是人体内脏的总称，包括五脏、六腑和奇恒之腑。五脏是心、肺、肝、脾、肾的总称；六腑是胆、小肠、大肠、胃、膀胱、三焦的总称。五脏的生理功能是生化和储藏精、气、血、津液、神；六腑的生理功能是受纳和腐熟水谷，传化和排泄糟粕。奇恒之腑包括脑、髓、骨、脉、胆、女子胞6种组织器官。奇，有"异"的意思，恒，有"常"的意思，六者虽名为腑，但功能有异于正常的腑，都有类似于脏贮藏精气的作用，故名奇恒之腑。

　　经络，是经脉与络脉的总称。经，有路径之意，经脉是经络系统的主干；络，有网络之意，络脉是经脉的分支，纵横交错，网络全身。经络是运行全身气血，联络脏腑肢节，沟通上下内外，调节机体各部分平衡协调的通路。通过经络的循行和相互联络与交会，遍布全身，把人体五脏六腑、四肢百骸，五官九窍、皮肉筋脉等组织器官联络成一个有机的统一整体。

　　人体是以五脏为中心的，通过经络联络全身的有机整体。其中，心为五脏六腑之主宰，主要生理功能是主神志，主血脉；心开窍于舌，其华在面，在志为喜，在液为汗，在五行属火；手少阴心经与手太阳小肠经相互络属于心与小肠，故心与小肠相为表里。肺的主要生理功能是主气，司呼吸，主宣发肃降，通调水道，朝百脉而主治节，辅佐心脏调节气血运行；肺上通于喉，外合皮毛，开窍于鼻，在志为悲忧，在液为涕，在五行属金；手太阴肺经与手阳明大肠经互相络属于肺与大肠，故肺与大肠相表里。脾为后天之本，主要生理功能是主运化、升清，主统摄血液；脾开窍于口，其华在唇，在五行属土，在志为思，在液为涎，主肌肉四肢；足太阴脾经与足阳明胃经相互络属于脾胃，故脾与胃相为表里。肝的主要生理功能是主疏泄，主藏血；肝开窍于目，主筋，其华在爪，在志为怒，在液为泪，在五行属木；足厥阴肝经与足少阳胆经相互络属于肝胆，故肝与胆相为表里。肾为先天之本，主要生理功能是藏精，主水，主生长发育和生殖；肾主骨生髓，其荣在发，开窍于耳及二阴，在志为恐，在液为唾，在五行属水；足少阴肾经与足太阳膀胱经相互络属于肾与膀胱，故肾与膀胱相为表里。

中医推拿学是在脏腑经络理论指导下，认识人体健康生理，诊断疾病，并确定治疗方案，以及循经取穴和施手法补泻等。通过科学合理的推拿手法运用，作用于腧穴经络，从而运行气血，调节相应脏腑组织器官的生理功能，以及其与全身整体的协调与平衡，却病保健，这是推拿方法的基础作用原理。"有诸内者，必形诸外"，由于经络系统的内外沟通作用，内脏病变则可表现于外。反之，根据脏腑功能所主，从外在症状可以推断病变属于内在何脏何腑，从而选取恰当的经络部位或穴位施术，如根据脾主运化、主肌肉四肢、开窍于口的理论，可以认为食欲不振、口中无味、唇白、便溏、四肢肌肉消瘦等症状属于脾之病变引起，治疗应以脾胃经穴为主施术。再者，根据脏腑的经络所属，脏腑之病变可以从所属经络的循行部位表现出来，因此通过经络证候诊断也可推断病属脏腑，如手少阴心经"起于心中，出属心系……复从心系却上肺，下出腋下，下循臑内后廉……下肘内，循臂内后廉"，因而"胸中痛……膺背肩胛间痛，两臂内痛"可诊为心病，并可于手少阴心经及其相关部位取穴推拿施术。由于经络的相互络属和沟通，脏腑病变常相互影响，当某一脏腑发生病变时，可通过经络影响其他脏腑，进而影响整体生理功能异常。推拿时可考虑并根据经络的络属关系以及疾病转化规律恰当而全面地取穴施术。如肝郁犯脾胃，表现嗳气吞酸、食欲不振等症状，可从肝脾胃经配合取穴；肺热下迫大肠，表现咳喘、便结等症状，常在手太阴肺与手阳明大肠两经取穴。由于经络相互络属，网络全身，维持了机体阴阳的动态平衡状态，如果经络不通，不能正常地发挥沟通联络作用，各脏腑组织器官不能协调一致，就会造成正常生理功能紊乱，出现阴阳失调的病理现象。通过推拿可疏通经络，使脏腑协调，阴阳相济，恢复机体的正常生理功能活动。如足少阴肾经"属肾……其支者，从肺出络心"，通过经络的作用，心火下降以温肾水，肾水上济以养心火，使心肾相交，水火既济，共同维持正常协调的心肾功能。若经络失畅，心肾不交，则可出现心火上扰而虚烦不寐，肾水不化而夜多小便，以及舌红脉细数等表现。推拿治疗既要拿腋窝、掐神门以泻心火，又应推揉涌泉、三阴交以滋肾水，以期心肾相交、阴阳调和。

此外，经络的传导作用，不仅能使内脏的情况表现于外，还可将外来刺激传注于里。推拿保健则是根据这个原理，在脏腑经络等中医学理论指导下，在体表相应部位施以各种手法刺激，从而产生酸、麻、热、胀等"得气"感，传之于里，从而调节脏腑活动，改善机体生理功能，达到防病保健的目的。

总之，脏腑经络理论对指导中医推拿临床治病与保健有重要意义，它是长期医疗保健实践经验的总结，离开脏腑经络理论指导，中医推拿将无从着手。因此，必须全面熟悉这一理论，并能灵活地运用于推拿实践，是衡量中医推拿者水平的标准之一。

五、营卫气血与推拿

营卫气血是构成人体和推动脏腑组织器官功能活动的重要物质和动力基础，对人体各脏腑组织器官起充养、濡润、温煦和护卫等作用，从而维持着人体的正常生理活动。营卫即营气与卫气，均属气的一种，皆由饮食水谷精微所化生。其中，营气是水谷精微中较清柔的部分，行于脉中，成为血液的组成部分，有化生气血、营养周身的作用。由于营气与血同行脉中，关系密切，可分不可离，故常"营血"并称。卫气则是水谷精微中慓悍滑疾的部分，其运行急疾流利，行于脉外，遍及全身，主要功能是护卫肌表、抗御外邪侵袭。控制汗孔开合、调节体温，温煦脏腑、润泽皮毛等。如《灵枢·本脏》说："卫气者，所以温分肉，充皮肤，肥腠理，司开合者也。"气是构成人体的基本物质，也是人体生命活动的生理功能，与血相对而言偏于功能、阳气一面。血是脉管中流动的红色液体，也是由脾胃水谷精微所化生。正如《灵枢·决气》所说："中焦受气取汁，变化而赤，是谓血。"血由心所主，肝所藏，脾所统所生，循行于脉中，对人体各脏腑组织器官具有濡养作用，是人体功能活动不可缺少的能量物质基础。

营卫气血的生成、运行和输布与五脏六腑有密切关系。气是构成人体的最基本物质，有先天之气与后天之气不同。先天之气来自出生以前，即肾气；后天之气来自出生以后，即脾胃水谷之气及肺主呼吸之天气。人体赖先天之气以蕴化，依后天之气以供养，因而气主要与肾、脾、肺关系密切。血是维持人体生命活动的物质基础，由脾胃水谷精微化生之后，由心所主，由肝所藏，由脾所统摄，且肺主气、朝百脉，肾藏精，精化血，五脏各司其职，因而血与五脏同样关系密切。同时，气属阳，血属阴，二者相互资生、相互为用。气的功能以推动、温煦为主，血的功能以营养、滋润为主。其相互关系主要概括为气能生血，气能行血，气能摄血，而血能载气，血为气母。营气与卫气同源于脾胃饮食水谷精微。如《灵枢·营卫生会》曰："人受气于谷，谷入于胃，以传与肺，五脏六腑，皆以受气，其清者为营，浊者为卫，营在脉中，卫在脉外。"并且，肺主一身之气，肾主纳气，肝主疏泄、司气机调畅，脾生气，心主神志，神乃气之显现，因而，五脏功能活动体现了气的运动与变化。总而言之，营卫气血的生成、运行和输布是脏腑生理活动的结果，只有脏腑功能协调旺盛，才能保持气血的正常化生和输布，若脏腑功能失调，则气血化源不足，运行失常。

推拿能够通过作用于人体体表经络腧穴，调整脏腑功能，从而促进和调节气血的生成与运行，以达治病保健的目的。如患者因脾虚食少纳呆，日渐消瘦，短气，面黄无华，舌淡苔白，脉缓弱者，乃气血化源不足所致，推拿可摩胃之募穴中脘、擦胃之下合穴足三里和脾俞、捏脊等，以调养脾胃，从而使气血化源充盛，恢复健康。

气血不仅是构成人体的基本物质，同时气血的运动变化也是人体生命活动的表现形式。气最基本的运动形式是升降出入，人体各脏腑器官在这种升降出入运动中发挥了重要作用。脾气升清，肺气肃降；肾主纳气，肺主呼吸；脾主升清，胃主和降等，从而维持了气的升降有序，出入平衡。而肝主疏泄，调畅气机，更是在气机升降运动中发挥关键作用。正如《素问·六微旨大论》所谓"升降出入，无器不有"。人体正是在这种气的升降出入、协调有序的运动中，维持着正常的生命活动，否则就会发生疾病，如肝气郁结、胃气上逆、脾气下陷、肺气壅塞等，均反映了气机的升降出入失调状态。推拿临床常根据不同的表现，施以相应推拿手法，从而调整气机的升降出入变化，如揉按搓摩双胁、分推膻中、肘运环跳等，可疏理肝气，治疗肝气郁滞的病证。再者，气为血帅，血为气母，气行血则行，气滞血则瘀，血的运行有赖气的推动，气血运行流畅，才能不断营运周身，保持脏腑组织器官营养和功能需要，才能使筋骨强劲、关节滑利。而气血的运动又要靠经脉的运行作用，正如《灵枢·本脏》所云"经脉者，所以行血气而营阴阳，濡筋骨，利关节者也"。运用推拿手法可直接作用于人体体表，以通经络、补虚泻实、扶正祛邪，使气血调和，不虚不滞，从而保证各脏腑组织器官的正常生理活动需要。如风寒湿痹、半身不遂等，多责之经络不通、气血阻滞为患，运用推拿方法，使经络气血疏通，大多可获满意疗效。

营卫气血是人精神活动的物质基础，人体气血充沛，方能神志清晰、精神旺盛。推拿保健正是通过调节脏腑功能，使营卫气血化源旺盛；通过疏经活络，使气血运行流畅，气机升降出入协调有序，从而使人精力旺盛，体魄强健，却病延年。临床实践证明，经常接受推拿保健的人多能精神振奋，心情舒畅，耳聪目明，身体健壮，动作协调灵敏；小儿推拿保健能使小儿脏腑和谐，抗病适应力增强，对小儿生长发育、防病保健具有重要意义。

第二节　小儿疾病诊法要点

望、闻、问、切四诊，是中医诊察疾病的主要方法。中医儿科疾病的诊断与其他各科一样，也是根据四诊合参的病史资料进行辨证，诊断为某一性质证候的过程。由于小儿的生理与病理特点，无论其生长发育，还是疾病反应，都与成人不同，而有一定的特征，加之婴幼儿不会言语，或不能用言语正确诉述病情，再者，小儿寸口脉搏短小，就诊时啼哭搅扰常不易与医师合作，影响了气息与脉象情况，因此，小儿四诊的运用与成人多不尽相同，望诊显得尤为重要，故小儿就诊时，应先注意仔细观察小儿的一般情况，然后逐项检查。历代儿科医家都很重视望诊，在这方面也积累了较丰富的经验，但也并不忽视四诊合参，以使临床辨证更为全面。

一、望诊

望诊是医师运用视觉观察患儿全身与局部情况，以获得疾病有关资料的诊查方法，包括望神色、望形态、审苗窍、望皮肤、察指纹、察二便等。历代儿科医家把望诊列为四诊的首位，认为"小儿病于内，必形于外"，因此通过望诊可诊察小儿脏腑的寒、热、虚、实。

（一）望神色

望神色即观察小儿的精神状态与面色。

1. 望神　神是人体生命活动的外在表现，主要从目光的变化、意识是否清楚、反应是否敏捷、动作是否协调灵活等多方面反映出来。凡小儿神情活泼、二目有神、呼吸均匀、反应灵活、哭声洪亮等，都是气血调和、神气充沛、无病的表现，即或有病，也属轻浅。如果小儿神情呆滞、萎靡或嗜睡、或烦躁不安、二目无神、呼吸不匀、反应迟钝、哭声低微，均为有病或病重的表现。

2. 望面部色泽　色即颜色变化，泽乃明度变化，色泽是脏腑气血盛衰的外部表现。我们属黄色人种，面色因遗传及环境等因素影响，可有一定差异，可能稍白、稍黄、稍黑等，但不论小儿肤色如何，均应以红润而有光泽为正常，枯槁无华为不良。有些小儿虽皮肤较白，但白里透红，说明气血调和，为正常面色。中医临床望诊主要观察方法为五色主病，五色即红、青、黄、白、黑。

面呈白色，多为寒证、虚证。白色常为气血不荣之候。小儿面白且有浮肿为阳虚水泛，如肾病；面白无华、唇色淡白多为血虚；面色惨白，四肢厥冷，多为阳气暴脱。

面呈黄色，多属体虚或脾胃湿滞，黄色乃脾虚湿蕴之象。小儿面黄而肌瘦、腹膨而懊恢者，为脾胃功能失调，常见于疳证；面黄无华，并伴有白斑者，常为肠寄生虫病；面目俱黄而鲜明者，为湿热蕴蒸的阳黄；面目黄而晦暗者，为寒湿阻滞的阴黄。新生儿1周内面目黄染，并能自行消退者，多为生理性黄疸，不属病态。

面呈青紫，主寒证、痛证、瘀血和惊风。小儿面色青白，愁眉苦脸，是里寒腹痛；面青而晦暗，神昏抽搐，每见于惊风或癫痫发作之时；面唇青紫，呼吸急促，为肺气闭塞，气血瘀阻。

面呈红色，多主热证。气血得热则行，热盛则血脉充盈而红。小儿面红耳赤，咽痛，为外感风热；午后颧红，多为阴虚内热。新生儿面色嫩红，为正常肤色，不属病态。

（二）望形态

望形态即观察小儿的形体和动态。

1. **望形体**　小儿形体的望诊包括望全身和局部两方面。望全身主要了解小儿全身的一般状态，包括营养、发育等。望局部包括头囟、躯体、四肢、肌肤、毛发、指（趾）甲等。检查时应按顺序观察。凡发育正常，神态灵活，筋骨强健，肌肉丰满，皮肤柔嫩，毛发黑泽，是禀赋充足、营养佳良、健康的表现；若神态呆滞，筋骨软弱，形体瘦削，皮肤干枯，毛发萎黄，囟门逾期不合者，为禀赋不足、营养失调、有病的表现。如头方发稀，囟门迟闭，胸廓畸形，下肢弯曲，可见于佝偻病；前囟宽大，眼珠下垂，见于脑积水（解颅）；肌肤松弛，皮色萎黄是脾虚气弱；皮肤干燥，缺乏弹性，前囟及眼眶凹陷，见于婴幼儿泄泻脱水；毛发枯黄稀疏，容易脱落，为血亏表现；指甲苍白质脆，见于血虚重症；指甲色紫或呈杵状，为心阳不足，气滞血瘀。其他还要注意观察皮肤有无痘、疹、丹痧、紫癜等，从而发现有关病变存在。

2. **望动态**　小儿动态的望诊是观察各种疾病所表现的不同动静姿态，以了解有关疾病的情况。如仰卧少动，二目无神，多为久病、重病，体质已虚；喜伏卧者，多为乳食积滞；喜蜷卧者，多为虚寒腹痛；颈项强直，角弓反张，肢体抽搐，多见于惊风；端坐喘促、痰鸣哮吼，多为哮喘；婴儿点头呼吸，常为肺炎。

（三）审苗窍

苗窍即眼、耳、口、鼻、舌和前后二阴等五官九窍。中医藏象学说认为，人体内在五脏各自与外在五官九窍有密切关系，如肝开窍于目，舌为心之苗，脾开窍于口，肺开窍于鼻，肾开窍于耳以及前后二阴。因此，脏腑有病往往反映于苗窍，故审查苗窍，可测知脏腑的病变，为诊断疾病的重要环节。

1. **察目**　目为肝之窍。《灵枢·大惑论》曰："五脏六腑之精气，皆上注于目。"故察目可候五脏六腑的病变。察目主要观察眼神、眼睑、眼球、瞳孔、巩膜和结膜等变化。小儿目光有神，光亮灵活，为肝肾气血充沛的表现；若两目呆滞或直视上窜，常为惊风之兆；眼睑浮肿为水湿上泛；白睛发黄，要考虑黄疸；目赤为感受风热；目干多为肝血不足、肝疳的表现；睡时露睛为脾虚；瞳孔缩小或不等，或散大而无反应，则病必危重。

2. **察舌** 舌为心之苗，心的病证多反映于舌，且舌也可反映其他脏腑经络的病变。察舌主要观察舌体、舌质和舌苔的变化。正常小儿舌体淡红润泽，活动自如，舌苔薄白而干湿适中。若舌质淡白，为气血虚亏；舌质红绛，为邪入营血；舌红无苔，为阴虚津少；舌质发紫，为气滞血瘀；舌有红刺，为邪热炽盛；舌红刺如杨梅，多为猩红热。舌苔色白为寒，苔白腻为寒湿；舌苔色黄为热，苔黄腻为湿热或乳食内积；热性病而见剥苔，多为阴伤；花剥苔形如"地图"，可见于脾虚；舌常外伸，多为小儿痴呆。需要注意的是，新生儿舌红无苔和婴儿的乳白苔，均属正常舌象。此外，应注意小儿吃有色的糖果或食物及某些药品，往往导致舌苔被染，不属病苔。

3. **察口** 脾开窍于口，其华在唇，且脾胃相为表里，小儿口唇的变化可反映脾胃的病变。察口主要观察口唇、牙齿、齿龈、口腔黏膜、咽喉等。唇色淡白为气血虚亏；唇色青紫为寒证或血瘀；口唇干燥为津液受伤。若牙齿逾期不出，多见于肾气不足。齿龈属胃经所过，齿龈红肿，多见胃火上冲。口中黏膜破溃糜烂，多为脾胃积热所致；若满口白屑，状如雪花，为鹅口疮；若两颊黏膜见白色小点，周围有红晕者，为麻疹黏膜斑，见于麻疹早期。诊察小儿疾病，咽喉为必须检查的部位，咽喉乳蛾为外感风热或肺胃之火上炎所致；咽痛微红，有灰白色假膜，不易拭去者，见于白喉。

4. **察鼻** 主要察有无分泌物、分泌物的性状以及鼻的外观。鼻塞流清涕，为外感风寒；鼻流黄浊涕，为外感风热；鼻衄多为肺热血不循经；鼻孔干燥为肺热或感受燥邪；鼻翼扇动多为肺气闭塞；麻疹发到鼻尖，为疹透顺症之象；婴儿可因分泌物或异物堵塞鼻孔引起呼吸困难，亦应注意。

5. **察耳** 耳为肾窍，手足少阳经脉所过。察耳主要观察耳的外形、耳内有无分泌物等。小儿耳廓丰厚，颜色红润，是先天肾气充沛的表现；若耳轮枯焦，面色萎黄，多脾胃虚弱或久患泄泻；以耳垂为中心的周缘弥漫肿胀，为腮腺炎表现；小儿耳背络脉隐现，身壮热多泪，常为麻疹先兆；

耳内疼痛流脓，为肝胆火盛，多为中耳炎。

6. 察二阴 肾开窍于前后二阴，前阴指男女生殖器包括阴茎、阴囊或阴户，后阴称肛门。察二阴主要观察二阴的外观发育和颜色。男孩阴囊不紧不弛，稍有色素沉着，为正常状态；若阴囊松弛，色淡白者，多为体虚或发热之象；阴茎及阴囊均肿，多见于肾炎水肿；阴囊时肿时复，哭闹时肿大加甚者，为疝气；阴囊肿胀、透光试验阳性，为鞘膜积液。女孩前阴红赤而湿，多属膀胱湿热下注，须注意蛲虫病及直肠阴道瘘。小儿肛门潮湿红痛，见于尿布性皮炎；肛门瘙痒，多为蛲虫病；便后直肠脱出，多因久泻，中气下陷脱肛；便后大便带鲜血，肛门无胀痛，多为息肉。

（四）望皮肤、辨斑疹

皮肤瘀斑和皮疹是小儿疾病常见的一种体征。凡形态呈片状或点状，平坦而不高出皮肤，颜色红或紫，压之不退色，称之为"斑"；凡形小如粟米而高出皮肤，触之碍手，压之退色者，称之为"疹"。

斑与疹每见于小儿时行疾病，如麻疹、风疹等，须结合临床其他表现鉴别。温病发斑，为邪入营血所致，如流行性脑脊髓膜炎。若斑色紫黑，融合成片，为邪陷营血之危象。其他小儿杂病中亦可见到发斑，如紫癜，多属于血热或气虚不摄血。

小儿许多疾病均有发疹，应仔细区分、鉴别。疹色玫红，疹细稠密，热退疹出，可见于婴幼儿急疹；疹色淡红，疹小稀疏，发出隐没较快，可见于风疹；疹色暗红，先稀后密，先头胸后四肢，可见于麻疹；疹色艳红，稠密，伴发热、咽部溃烂，可见于猩红热；疱疹头身多于四肢，根脚红润，此起彼落，见于水痘。

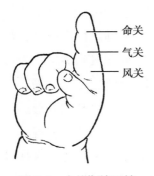

图 5-1 小儿指纹三关

（五）察指纹

指纹是指小儿食指虎口内侧桡侧面所显露的一条脉络，按指节分为风、气、命三部，称三关，作为辨别小儿疾病性质、病情轻重的参考。其中，食指近节为风关，第 2 节为气关，第 3 节为命关（图 5-1）。

诊察指纹时，应在光线充足的地方，医师一手捏住小儿食指，用另一手拇指桡侧，从小儿食指端命关到风关，用力适中地推几下，使指纹显露。正常小儿的指纹多数是淡红略兼青，不浮不沉，隐显于风关之上。若发生疾病，则指纹的浮沉、色泽、部位等都会随之发生相应变化。

望指纹在临床上可协助诊断小儿疾病。一般而言，以浮沉分表里，红紫辨寒热，淡滞定虚实，三关测轻重。当指纹与证不符时，常"舍纹从证"。

1. 指纹的浮沉 浮，为指纹显露；沉，为指纹深隐。指纹浮而易见者主表证，指纹沉而不显者主里证。

2. 指纹的色泽 指纹鲜红主风寒证；指纹色紫为热证；指纹深红为胃肠湿热；指纹暗紫为邪热郁滞；指纹紫黑为热邪深重，血络郁滞；指纹色青为惊风或痛证；指纹淡黄多为脾虚。总之，指纹色淡不泽，多属虚证；指纹色泽暗滞，推之不畅，多属实证。

3. 指纹的长短 指纹三关长短可以测知疾病的轻重。指纹仅现于风关，多邪浅病轻而易治；指纹显达于气关，为病情稍重，邪已深入；指纹透达于命关，多病情危重；若指纹穿过风、气、命三关，直透指甲，称"透关射甲"，是病情危笃之象。

从现代医学来看，指纹充盈度的变化可能与静脉压有关。心衰、肺炎患儿，大多数可见指纹向命关伸延，这是由于静脉压升高所致。静脉压愈高，指纹的充盈度就愈大，也就愈显露，愈向指尖方向伸展。指纹的色泽在某些程度上可反映体内缺氧的程度，缺氧愈甚，血中还原血红蛋白量就愈高，指纹的青紫色程度也就愈明显，故肺炎及心衰的患儿多出现青紫或紫色指纹。贫血的小儿则由于红细胞及血红蛋白减少，指纹可呈淡色。

（六）察二便

观察大小便的变化，对小儿疾病的诊断也有一定意义。察二便主要是察二便的次数、量、颜色、气味和质地等。

1. 察大便 除新生儿及较小婴儿的大便可以较稀薄外，小儿的正常大便应色黄而干湿适中。凡大便色泽和质地明显改变，均为疾病的表现。若大便燥结，为内有实热或阴虚燥热；大便稀薄，夹有白色凝块，为内伤乳食；大便清稀多沫，多为寒湿泻；大便稀薄，色黄秽臭，多为湿热泻；若下利清谷，洞泄不止，则为脾肾两虚；大便赤白黏冻，为湿热积滞，见于细菌性痢疾；若婴幼儿大便果酱色，伴阵发性哭闹，应注意肠套叠。

2. **察小便** 正常小儿尿色多清白或微黄。若小便黄赤短涩，为湿热下注；小便混浊如米泔水，为饮食失调，脾胃虚寒，消化不佳，见于小儿疳证；小便色红，或呈茶褐色，是血尿之征；小便色深黄，是湿热内蕴，须警惕黄疸。

二、闻诊

闻诊是医者用听觉和嗅觉诊察小儿疾病的方法，包括听声音和嗅气味两方面。

（一）听声音

听声音包括闻听小儿的啼哭、咳嗽、声息、呼吸等声音的变化，以及利用听诊器听小儿的呼吸音和心音等。

1. **啼哭声** 啼哭代表了小儿的一种语言，也常是某些身体不适或疾病的表现。正常健康的小儿哭声都比较洪亮而长，并有泪液。如因饥饿、口渴、尿布潮湿、过热、要抱、欲睡、刺痒、疼痛、虫咬等引起的婴儿啼哭，当满足需要或消除皮肤刺激后，哭吵即可停止。饥饿时哭声多绵长无力，头时转向两侧，口做吮乳或寻物之状；若喂奶或抱起后，哭声仍尖锐，忽缓忽急，时作时止，多为腹痛；如哭闹伴呕吐、大便果酱样，须考虑肠套叠；如啼哭伴发热，多为炎症，须注意外感及急性传染病、中耳炎等；哭闹拒食伴流涎，多为口疮。总之，小儿哭声洪亮有力为实证，细弱无力多为虚证。

2. **咳嗽声** 咳嗽是肺失清肃、肺气上逆的表现，以声音畅利，痰易咳出为病轻。咳声清扬而鼻流清涕，为外感风寒；咳声重浊，痰稠色黄，为外感风热；干咳无痰，多属肺燥，或咽炎所致；咳嗽阵作，并有鸡鸣样回声，常为百日咳；咳声嘶哑如犬吠声，常见于喉头炎水肿或白喉。

3. **语言声** 正常小儿语言声息以清晰响亮为佳。若小儿语声低弱，为气虚表现；高声尖呼，常为剧痛所致；谵语狂言，为邪热入营，常见于温病；若语声嘶哑，多为咽喉或声带疾患。

4. **呼吸声** 小儿肺脏娇嫩，呼吸道疾病较多。闻呼吸声应注意呼吸的快慢、深浅、节律等。若呼吸气粗有力，多为外感实证；呼吸急促，喉间痰鸣，为邪壅气道，如哮喘；呼吸急促，气粗鼻扇，多见于肺炎；呼吸低弱，双吸气如抽泣样，为肺气将绝，须注意呼吸衰竭；婴儿呼吸稍促，张口呼吸，常为鼻塞所致。

闻呼吸音也可借助听诊器听诊。由于小儿胸壁较薄，胸廓易于震动，听诊呼吸音也较清晰，类似成人支气管呼吸音。若听到笛音，多为气管痉挛；若听到细湿啰音，多为肺炎喘嗽；啰音在体位改变或咳嗽后减少甚至消失，多为急性支气管炎；以哮鸣音为主，呼气延长，呼吸音减弱，呼吸加快，多为支气管哮喘。

5. **心脏听诊**　包括心率、心律、心音、杂音和心包摩擦音等。3岁以下正常小儿的心率为每分钟100次以上，年龄越小，心率越快，并可听到窦性心律不齐；在2岁以前，第一和第二心音不分高低；肺动脉瓣区第二心音常较主动脉瓣区第二心音响亮；有些在心尖区还可听到柔软的收缩期杂音，均属正常。

（二）嗅气味

嗅气味包括通过嗅觉辨析口气、呕吐物和大小便气味等。

1. **嗅口的气味**　正常人口腔内不会发生异常气味。如口气臭秽，多属胃热；嗳气酸腐，多为伤食；口气腥臭，见于血证，如齿衄。

2. **嗅呕吐物气味**　呕吐为胃失和降之征。呕吐清稀无臭，为寒呕；呕吐秽浊酸臭，多为热呕；呕吐酸腐夹杂不消化食物，多为积食。

3. **嗅二便的气味**　大便酸臭而稀，多为伤食；大便臭秽，是胃肠有积热；下利清谷，不臭而腥，多为脾胃虚寒。小便短赤，其气腥臊，为湿热下注；小便清长少臭，常属脾肾虚寒之证。

三、问诊

儿科古称"哑科"，问诊有其独特之处。由于婴幼儿不能准确表达，所以其病史主要是向家长或保育人员询问，以了解疾病的发生原因和变化情况，以及患儿的生活居处和环境。年长儿童亦可由自己陈述，并需家长或保育人员补充。小儿问诊内容大多与成人相似，主要包括一般情况、现病史、出生史、家族史和生活居处、周围环境情况等。

（一）问年龄

小儿年龄包括月龄和日龄。许多儿科疾病与年龄有密切关系，询问年龄对诊断疾病和治疗用药均有重要意义。如诊断产伤、胎黄和破伤风等疾病，与出生日数有密切关系；夜啼一般以乳婴儿为多；遗尿证的诊断以满3周岁为年龄界限；许多感染性疾病，6个月以内婴儿比较少见。

（二）问寒热

寒热即指怕冷和发热而言，应详细问清发热的时间与程度。小儿的寒热情况应从患儿姿态的改变，如依偎母怀、蜷缩就暖而卧等，并通过家长或保育人员接触患儿皮肤的感觉，如手足心热、头额热、授乳时口热等，测知有无寒热。一般小儿发病初期，头身热而手足不温者，多为外感风寒表证；头部炽热，神志昏沉，为邪热入里，需防抽搐；潮热阵阵，手足心灼热者，多属虚热；夏季高热持续不退，口渴多尿无汗，多为暑热。小儿时时畏冷，纳呆神疲，多为里寒或阳虚之证。

（三）问汗

小儿肌肤薄弱，较成人容易出汗，其精神状态、饮食正常者，一般不属病态。问汗一般应注意有汗、无汗及汗出的多少、时间、部位、性质和颜色等。若小儿发热畏寒，无汗者，多属表实证；有汗者，多属表虚证；汗出而热不退者，为热邪入里；白天或醒时汗出较多，或动则汗出，称"自汗"，常易感受外邪，是阳气虚、卫外不固的表现；夜间或睡眠时汗出，醒后即止，称"盗汗"，是阴虚或气阴两虚的表现；汗出如珠，淋漓不止，四肢厥冷，为亡阳危重证。一般来说，发热则汗出可解，如汗出而热不解，为邪气由表入里的征象。

（四）问头身

头为诸阳之会，无论外感内伤病，都可表现头部症状。较大儿童常能诉说头痛或头晕，头痛一般见于发热，头晕一般见于贫血。小儿头痛发热恶寒，为外感风寒；头痛高热，伴呕吐、抽搐，为邪热入营，热极动风；头痛神疲，时时抽搐，见于脾虚肝乘，小儿慢惊风；发热而烦躁，伴肢体疼痛，常为寒邪外束的表现。此外，应注意发现小儿皮肤斑疹有无，有利于发疹性疾病的诊断。

（五）问二便

问二便主要询问大小便次数和形、色、质、量等情况。

1. **问大便** 新生儿在出生 24 小时内排出的大便，称胎粪，呈暗绿色或赤褐色，黏稠无臭味。人乳喂养的大便呈卵黄色，稠度均匀，稍带酸臭味，每天可有 3～5 次属正常，偶排绿色粪便或混有乳凝块及少量黏液，亦属正常现象；牛乳、羊乳喂养的婴儿大便呈淡黄或带白色，较坚硬，微臭，每天 1～2 次。若大便次数明显增多，质地稀薄，为脾不健运；大便黏稠酸臭或赤白黏冻，为湿热积滞；大便秘结不通，多为内有实热或阴虚津亏；大便清稀腥臭，多属虚寒；便前或便时啼哭，多为腹痛。

2. **问小便** 小儿小便黄赤属热，色清而长为寒；小便混入米泔见于湿热；小便清长多尿，或夜间遗尿，为肾阳虚衰，下元不固；遗尿量少而有腥臊味，则为肝经湿热内扰。小儿发热，但小便清长，为邪未入里；热病见小便逐渐清长，为病渐向愈。

（六）问饮食

饮食情况可反映脾胃的盛衰，主要包括纳食和饮水两方面。小儿不思乳食，所食不多，为脾胃薄弱；纳呆腹胀，多为伤食积滞；纳呆腹泻，多为脾失健运；多食而大便不化或嗜食异物，形体消瘦，见于疳积。发热伴口渴引饮或喜冷饮，为热证；发热口不渴，为寒证；渴不欲饮，则多夹湿；频频欲饮，口唇干燥，为胃阴不足，津液亏损。

（七）问睡眠

小儿年龄越小，睡眠时间越长，正常小儿睡眠以安静为佳。小儿烦躁少睡，寐则汗多，头大发稀，多见于佝偻病；睡中时做啮齿，常为消化不良或虫积；睡眠不宁，睡中时作惊惕，似见异物，常为突受惊吓所致；温病见嗜睡与昏睡，为邪入心包或痰蒙清窍；慢脾风早期常表现为昏昏欲睡，伴恶心呕吐、不思饮食。

（八）问个人史

小儿个人史主要包括生产史、喂养史、生长发育史三方面。

1. **生产史** 生产史包括小儿胎次、产次、是否足月、顺产或难产、接产方式、出生时情况以及母孕期营养和健康情况等，是了解小儿健康和疾病情况的重要资料。

2. **喂养史**　喂养史包括喂养方式和添加辅食情况，对年长小儿还应询问饮食习惯、现在食谱和食欲以及是否偏食等，是了解小儿脾胃及营养发育状况的重要资料。

3. **发育史**　发育史包括体格发育和智力发育，如坐、立、行、言语、出牙、囟门闭合时间等，是判断小儿体格与智力发育的重要参考；如为已入学儿童，还应了解其学习、日常行为、心理等情况，以推测智力的发育。

（九）预防接种史

应仔细询问小儿曾经接种过的疫苗种类，包括脊髓灰质炎糖丸、卡介苗、麻疹减毒活疫苗、百白破三联苗、乙肝疫苗等的接种情况，记录接种这些疫苗时的年龄、完成情况和不良反应。还应注意了解小儿百日咳、白喉、肺结核、流行性乙型脑炎、流行性脑脊髓膜炎、小儿麻痹症、麻疹、乙型肝炎等传染病的发病与接触情况，是诊断某些传染性疾病的重要参考资料。

四、切诊

切诊是医师用手在患儿身体的某些部位或按或触，以了解疾病情况的方法，是小儿临床辨证和辨病的重要手段，包括脉诊和按诊两方面。

（一）脉诊

临床上一般 3 岁以下小儿，以看指纹代替脉诊，3 周岁后才采用脉诊。小儿寸口脉位甚短，故切脉方法与成人不同，一般采用"一指定三关（寸、关、尺）"的切脉方法，即用一个拇指或食指面切按寸、关、尺。正常小儿的脉象平和，较成人软而速。年龄越小，脉搏越速，如 2～3 岁的小儿，100～110 次 /min 为常脉（女），超过 110 次 /min 为数脉，不足 100 次 /min 为迟脉。小儿脉搏次数，每因哺乳、活动、哭闹等而增快，所以应在入睡或安静时检查较为准确。

小儿的脉诊，较成人简单，主要以浮、沉辨表、里，以迟、数辨寒、热，以有力、无力定虚实。浮脉多见于表证，浮而有力为表实，浮而无力为表虚；沉脉多见于里证，沉而有力为里实，沉而无力为里虚；迟脉多见于寒证，迟而有力为寒滞，迟而无力为虚寒；数脉多见于热证，数而有力为实热，数而无力为虚热。此外，滑脉提示痰饮壅盛或积食内蕴；濡脉提示湿邪致病；结代脉多见于心阳不足或心气受损的病证。

值得注意的是，当脉与证不符时，应仔细辨证，或"舍脉从证"，或"舍证从脉"。

（二）按诊

按诊是用手指触摸按压患儿某些部位，以了解疾病部位、性质和病情轻重的诊病方法。包括触摸、按压或叩打检查皮肤、淋巴结、头颈部、胸胁部、腹部及四肢和其他部位。

1. **皮肤**　轻触皮肤主要了解皮肤的寒、热、汗出情况。若皮肤汗多湿冷，为阳气不足；肤热无汗，多为高热表实；手足心灼热，多为阴虚内热；皮肤按之凹陷不起，为水肿之征；皮肤干燥而少弹性，常为发热、吐泻失水之象。

2. **淋巴结**　正常小儿颈、枕骨下、腹股沟等处，常可扪及如黄豆大小的淋巴结，质软无粘连，不作为病态。但颏下、腋下、锁骨上及肘窝部则不应扪及淋巴结。颈项两侧淋巴结发热肿大，按之疼痛，多见于急性淋巴结炎；如连珠成串，质地较硬，称"瘰疬"，常为结核性淋巴结炎。

3. **头颈部**　主要检查囟门的闭合、大小、凹陷或隆起等。正常小儿前囟在出生后 12～18 个月时闭合，若囟门迟闭为先天肾气不足，或多病和久利等阳气不足所致，见于发育不良、佝偻病、脑积水等病证；囟门宽大，头缝开解者，称解颅；囟门凹陷，多见于腹泻脱水患儿；囟门隆起饱满为火热上冲，多见于颅内压增高，伴高热、呕吐，颈项强硬者，多见于热极动风。此外，颈部不对称，头歪向一侧，一侧胸锁乳突肌痉挛或有包块，为肌性斜颈。

4. **胸胁部**　胸骨高突为"鸡胸"；脊柱高突，按之不痛为"龟背"；胸胁触及串珠状，两肋缘外翻，见于佝偻病。婴幼儿在肋下 1～2cm 处触及肝的边缘为正常，婴儿有时可触及脾，但触及的肝、脾均须质软而无压痛。6～7 岁后，若左胁下触及痞块，为脾大；若右胁下触及痞块，为肝大。

5. **腹部**　腹部触诊须在小儿安静不哭时进行。正常小儿腹部略隆起，按之柔软温和，不胀不痛。腹部有压痛时，检查应先从无疼痛处开始，最后才检查痛处，以免小儿腹肌收缩，影响检查的进行；检查时须注意小儿表情，以推测痛处。小儿腹痛喜按，按之痛减，为虚痛、寒痛；腹痛拒按，按之胀痛加剧，为实痛、虫痛；腹部胀满，叩之鼓声，多为气滞；腹部胀满，叩之有移动性浊音，多为腹内积水；腹胀消瘦，腹部青筋暴露，见于疳积；右下腹痛而拒按，按后抬手而痛甚，多见于肠痈。

6. **四肢和其他部位** 主要检查四肢及脊柱温度、有无畸形、关节肿胀等。手背热和脊背热，多为新病外感；手足心热，常为阴虚内热；四肢厥冷，多属阳虚；四肢挛急抽动，为惊风或癫痫之征；一侧或两侧肢体细软无力，活动障碍，可见于小儿麻痹后遗症。

第三节　小儿疾病辨证概要

一、八纲辨证要点

"八纲"即阴阳、表里、寒热、虚实八类证候纲领的总称。八纲辨证是中医辨证诊断最基本的方法。它是根据四诊所得资料，综合分析疾病部位的深浅（表、里）、病变的性质（寒、热）、人体正气的强弱与病邪的盛衰（虚、实）情况等，归纳为八类证候，即八纲辨证。临床上任何疾病出现的症状和体征，都可以用八纲辨证加以分析、归纳和概括。辨证顺序一般是首先辨表里，然后辨寒热，再进一步辨虚实，最后概括归纳为阴证或阳证。一般来说，表证、热证、实证均属阳证，里证、寒证、虚证则属阴证，所以阴阳又是八纲中的总纲。八纲是一个互相联系、互相转化的整体，因此临床运用应综合分析比较，不能孤立、静止地认识。

（一）表与里

表里主要用于辨析病变部位的深浅与病势的轻重。表与里是相对的，一般病邪在皮肤、肌肉、经络等为表，其病位浅，病情较轻；病邪在五脏六腑则属里，其病位深，一般病情较重。小儿脏腑娇嫩，形气未充，感邪传变迅速，易于由表传里。

1. **表证** 表证多为外邪侵犯肌表，反映于身体浅层的证候，如发冷发热等，其特点是起病急、病程短，病位浅、病情轻。常见于外感病初起，如上吸道感染，急性传染病或其他感染性疾病初起。表证又有寒、热、虚、实之分（参见表 5-2）。

2. 里证 凡病情发展，病邪由表深入，累及脏腑或外邪直中脏腑，以及某种病因引起脏腑功能失调，病从内生者，均属里证。里证的特点是以脏腑、气血的证候为主，一般病程长、病位深、病情重，见于外感病的中、后期或内伤性疾病。里证亦有寒、热、虚、实之分（参见表 5-2）。

3. 半表半里 半表半里证即指病邪已离开表，但尚未入里，位于表里之间，其特点常以寒热往来为主（参见表 5-2）。

表证与里证是可以转化的，如表邪未解，内传入里，就变为里证。如小儿风热感冒不解，发展成为肺炎喘嗽，则是由表热证转变为里热证。表里证又可同时并见，称表里同病，如急性细菌性痢疾，同时有恶寒、发热及泻下赤白，即为表邪未解而里有邪热。如机体正气恢复，病邪亦可由里出表，表示病证逐渐转轻，如麻疹出疹期发热为里证，经清热透疹后，使麻疹出齐，麻毒由里出表，则病情逐渐减轻而渐痊愈。

表 5-2　表里辨证特点

证型		临床症状	舌象	脉象
表证		疾病初起,恶寒、发热,头身痛,无脏腑证候	舌质常无改变,苔薄	浮
表证	表寒	恶寒重,发热轻,口不渴,不出汗	苔薄白而润	浮紧或浮缓
表证	表热	发热重,微恶寒或恶寒不明显,咽喉痛,口稍渴,出汗	舌尖边红,苔薄白或薄黄	浮数
表证	表虚	汗出,恶风	苔薄白	浮缓无力
表证	表实	恶寒,发热,无汗	苔薄白	浮紧
里证		病史稍长,发热不恶寒或畏寒肢冷,不发热(寒热分见),有脏腑、气血证候	舌质常有改变,苔厚	沉迟(里寒),数(里热)

续表

证型		临床症状	舌象	脉象
里证	里寒	畏寒,肢冷,面色苍白,口不渴或喜热饮,小便清长,大便溏薄	舌质淡,苔白润或白厚	沉迟
	里热	发热面红,口渴喜冷饮,烦躁,小便短赤,大便干结	舌质红或绛,苔黄	数或滑数
	里虚	面黄,消瘦乏力,声低懒言,纳呆,头晕,心悸,出汗,小便清长,大便溏薄	舌质淡,舌体胖嫩,苔白或少	沉弱
	里实	腹痛,腹胀拒按,腹部痞满,大便干结或伴发热、谵妄	舌质红,苔黄厚而燥	沉而有力
半表半里		寒热往来,胸胁胀满、口苦咽干,不思饮食,心烦欲呕或呕吐,目眩	舌质稍红,苔薄白或薄黄	弦

(二)寒与热

寒热主要用于辨析病证的两种不同性质。一般来说,寒证是感受寒邪或机体功能衰退所表现的证候;热证是感受热邪或机体功能亢进所表现的证候。明确热证与寒证后,还必须进一步辨寒热的虚实与真假。

1. **寒证**　寒证反映机体处于阴偏盛状态下的证候,常见于小儿外感寒邪,或久病机体阳气(机体功能)不足者,其特点参见表 5-3。

2. **热证**　热证反映机体处于阳偏盛状态下的证候,常见于小儿外感热邪,如感染性发热疾病,或机体阳气偏盛及久病伤阴、阴虚内热者,其特点参见表 5-3。

3. **寒热真假**　寒热真假是指在某些疾病过程中,出现的与疾病性质相反的表现,即假象。如小儿里热过盛,阳气被遏于里,不得宣透于外,可表现为身热而四肢厥冷的证候,即"真热假寒";若小儿阳气虚衰太过,阴不敛阳,可使虚阳浮越于外,表现为虽下利清谷、小便清长,但烦躁、面潮红等假象,即"真寒假热"。其中,"真"是指疾病的本质,"假"是指与疾病本质不符的现象。寒热真假证候参见表5-3。

4. 寒热夹杂 寒热夹杂是指临床疾病常可表现为寒证与热证夹杂的情况。如表寒里热证，表热里寒证，一脏腑见寒证、另一脏腑又是热证等，应注意仔细辨析，正确诊断。

表 5-3 寒热辨证特点

证型		临床症状	舌象	脉象
热证		发热,恶热,口渴喜冷饮,面红,烦躁,小便短赤、大便干结	舌红,苔黄燥	数
热证	实热	症状同上。或伴有腹痛、腹胀、拒按,甚则神昏谵语	舌质红,苔黄厚干	滑数有力
	虚热	午后潮热,颧红,盗汗,五心烦热,口燥,咽干	舌质红少苔或光剥	细数
	真热假寒	高热(>39℃)恶热喜冷,口渴喜冷饮,烦躁,尿短便干,胸腹灼热,手足发凉或冰冷	舌红或绛,苔黄或灰黑、厚干	滑数或沉而有力
寒证		四肢发凉,怕冷,不渴或喜热饮,面白,倦怠,少气懒言,小便清长,大便溏薄	舌质淡,苔白润	迟
寒证	实寒	突发腹痛,四肢发凉或厥冷,恶寒,腹胀,大便不通	舌质淡,苔白润	缓而有力或迟
	虚寒	久病,怕凉,肢冷,腹泻,腹痛喜按	舌质淡,体胖,有齿痕,苔白	沉弱或迟
	真寒假热	不发热或稍热,烦躁,面红肢冷,身热反喜着衣被,口渴不欲饮或喜热饮	舌质淡,苔白或灰黑而润	细弱或虚大无力

（三）虚与实

虚实主要用于辨析疾病过程中邪正双方的盛衰。疾病是邪正斗争的过程，虚是指正气不足（正气虚），实是指邪气有余（邪气实）。辨别虚实是确定补泻治疗原则的依据，即虚证宜补（扶正）、实证宜泻（祛邪）。临床上，小儿病情常复杂多变，应注意辨析虚实多少与虚实夹杂。

1. **虚证**　一般指正气不足所产生的体质虚弱，机体功能低下或衰退而表现的证候。小儿虚证多由先天不足或后天失养所致，如早产、发育不良和久病或营养不良的患儿，主要表现为气虚、阳虚、血虚、阴虚等。详见表5-4。

2. **实证**　是指病邪过盛或机体反应性过强所出现的证候。多见于新病以及外邪入侵，或脏腑功能失调，以致痰饮、水湿等病理产物停滞的病证，如小儿急性热性病或饮食积滞等，其辨证要点见表5-4。

3. **虚实夹杂**　小儿病情变化快，易虚易实，临床常见虚证中夹有实证，或实证中夹有虚证，虚实证并见的情况，即虚实夹杂之证，特别是小儿危重病证，常同时有邪实而正虚的情况，此时辨证应首先找出虚实的主次，合理补泻治疗，避免发生辨证施治的错误。虚实夹杂辨证特点见表5-4。

表 5-4　虚实辨证特点

证型		临床症状	舌象	脉象
虚证		久病,消瘦,面黄或白,食少,声低,神疲,气短无力,自汗,盗汗,便溏等	舌淡,舌体胖,少苔或白苔	细弱无力
虚证	气虚	面色苍白或萎黄,形体消瘦,食少,神疲,自汗,气短乏力,动则加重	舌淡,舌体胖,苔白	细弱
	血虚	面色苍白,指甲色淡,眩晕,心悸,失眠健忘	舌质淡	细而无力
	阴虚	形体消瘦,面色无华,盗汗,午后潮热,五心烦热,口燥咽干	舌红,少苔或光剥苔	细数
	阳虚	除气虚症状外,常伴有畏寒、肢冷或久泻,浮肿等	舌淡,舌体胖,苔白	细弱

续表

证型		临床症状	舌象	脉象
实证		初病体壮,腹胀拒按,尿少便结,音高气粗,面红目赤	苔厚或黄	实有力
实证	气实	烦躁,胸脘痞闷,腹胀,便结,或发绀	苔黄或腻	实或滑
	血实	瘀血在里,胸腹刺痛,痛有定处	舌红或紫暗或有瘀斑	沉弦

（四）阴与阳

阴阳是八纲辨证的总纲，在临床诊断上，可根据证候表现将一切疾病性质概括为阴证或阳证两大主要类型。在一般情况下，阳证指表热实证，阴证指里虚寒证（表5-3）。从阴阳证候而论，阳虚证指阳气不足，阴虚证指阴液不足；亡阴指津液大伤、真阴耗竭，亡阳指虚寒之极、真阳耗竭。

阴阳既对立又统一，阴阳病证的成因及表现各不相同。《素问·阴阳应象大论》认为："阳胜则阴病"，如小儿高热伤阴；"阴胜则阳病"，如小儿营养不良性水肿。《素问·调经论》指出："阳虚则外寒，阴虚则内热；阳盛则外热，阴盛则内寒。"

二、脏腑病机与辨证

脏腑即人体内脏的总称。中医学将有关研究各脏腑的生理功能、病理变化的理论，称为藏象学说。脏腑辨证就是根据藏象学说，对患者的临床症状和体征进行分析、归纳，从而辨析证候所属的脏腑及其阴阳气血变化和正邪盛衰情况的过程。脏腑辨证以五脏辨证为重点，小儿脏腑疾病以肺脏病最为多见，脾脏病次之，再次依次为肾、肝、心等脏病证。临床采用脏腑分证论治是小儿推拿的治疗基础。各脏腑的生理、病理与辨证要点如下。

（一）肺与大肠

1. **肺的生理功能**　①肺主气，司呼吸，肺朝百脉：肺有呼吸的功能，能吸入自然界的清气，呼出体内的浊气；并且肺主一身之气，即将呼吸之气与饮食水谷精微之气相合，称为"宗气"，推动各脏腑组织器官的功能活动，同时还内贯心脉，推动气血运行于全身。②肺主宣发与肃降：肺居上焦，主宣发，即向外、向上、发散的意思，由于肺气的宣发，使水谷精气、津液气血布散全身，使全身得到濡养；肺主肃降，即向内、向下、收敛的意思，通过肺气肃降，使"一身之气"向下布敷全身。宣发与肃降功能相辅相成，维持了气机升降出入的代谢正常。③肺主通调水道：肺的通调水道，是通过肺气的宣发与肃降功能来完成的，即肺的宣发和肃降对体内水液代谢起疏通与调节作用。④肺主皮毛：皮毛包括皮肤、汗腺、毫毛等，是一身之表，与肺的关系密切。肺脏通过宣发，把水谷精微输布于皮毛，以滋养润泽皮毛。汗孔的开合由卫气所调节，由肺气所主管，中医称之为肺卫之气。肺气充则卫气足，皮肤腠理致密、润泽，开合正常，外邪就不易侵入。⑤肺开窍于鼻：鼻与喉相通，为肺呼吸之门户，鼻的嗅觉及喉的发音都赖肺气的作用。

2. 肺的病理特点　肺为娇脏，易受外邪。小儿脏腑娇嫩，肺脏则更如此，加之小儿形气未充，卫外功能薄弱，故最易感受外邪，为风寒、风热所侵袭。外邪袭表，皮毛郁闭，影响肺气宣发，则可引起恶寒、发热、咳嗽与气喘等症状。如痰湿之邪内阻于肺，肺失肃降，肺气上逆而为咳喘。此外，风邪袭表，肺失宣降，也可使肺的"通调水道"功能障碍，导致水肿。肺开窍于鼻，主呼吸、声音，小儿肺部病证常有鼻塞、流涕、鼻翼扇动、声音嘶哑等，这些症状均比成人多见。临床上治疗鼻疾，常可以通过治肺而达到目的。肺主一身之气，小儿若肺气不足，则可见少气无力、哭声低弱等。

小儿肺部病证，又易由实转虚或虚实夹杂，如肺热证，常因热邪伤阴而转变为肺阴虚证，或因久病伤气，转为肺气虚证。肺热重证又可影响到心气虚，这些均为小儿肺脏病的病理特点。

3. 肺病的辨证特点　小儿稚阴稚阳之体，以肺热证最多见，肺寒证、肺阴虚证与肺气虚证等亦不少见。各种肺病的辨证特点参见表5-5。肺病的共同特点为咳嗽与有痰（咳痰或喉内痰鸣），此外还可见气促、鼻扇、哮喘等，这些症状在小儿肺脏病中较成人多见。

4. 肺与大肠的关系　肺与大肠相表里，二者通过经脉相互络属。大肠的主要功能为传导并将糟粕排出体外。肺与大肠在生理功能上可以互相影响：肺气肃降，大肠之气才能正常通降，若肺失肃降，则可见大便干结。

相反，若大肠实热，大便不通，又可影响肺气宣发肃降功能，导致肺气上逆而喘咳。因此，小儿肺热咳喘，大便干结者，在宣肺、清热、化痰的同时，常予清泻大肠之法，往往能收到好的效果，而对大便秘结的治疗，亦常不忘辅以清宣肺气。

表 5-5　小儿常见肺病与大肠病的辨证特点

证型	临床症状		舌象	脉象
	共有症状	各证特点		
肺热证		发热重,恶寒轻,咳黄痰,或喉中痰鸣,气促,鼻扇,口渴而喜冷饮,小便黄,大便干	舌红,苔黄	滑数
肺寒证		恶寒重,咳痰多而清稀,或气喘严重,有喘鸣音,无汗,口不渴,或有微热	舌淡,苔白滑	缓
肺气虚证	咳喘痰	每易感冒,恶风,恶寒,自汗,气短乏力,面色苍白,痰多清稀,哭声低弱,或有低热	舌淡,舌体胖,苔薄白	弱
肺阴虚证		口干咽燥,潮热,五心烦热,盗汗,口渴不欲饮,干咳少痰或痰中夹有血丝	舌红少苔	细数
大肠湿热		下痢赤白,里急后重,或频泻,肛门灼热	舌红苔黄厚腻	滑数

（二）脾与胃

1. 脾的生理功能　①脾主运化，升清：运即转运输送，化即消化吸收，清即是饮食水谷中的精微物质。运化是指把饮食水谷之精微吸收并转输至全身的功能，包括运化水谷精微和运化水液两方面。前者是消化食物，吸收精微营养物质，并将其上输到肺，通过与肺的共同作用，布散并充养全身，故脾有"后天之本""气血生化之源"之称；后者是指脾对水液的吸收、转输和布散作用，是运化功能的一个组成部分。升清指脾的运化功能以升为主，反映了脾气的运动特点。②脾统血：统是统摄、控制的意思。即脾有统摄周身血液在经脉中运行而不溢出脉外的功能。③脾主肌肉、四肢，开窍于口，其华在唇：脾能运化水谷精微，化生气血，充养全身，脾气健运则精力充沛，肌肉丰满，四肢灵活有力，食欲好，面色嘴唇红润。

2. **脾的病理特点**　小儿脏腑娇嫩，运化功能尚不健全，而生长发育所需水谷精气却很迫切，因而脾常不足，脾病多见。外感六淫之邪或内伤饮食，均可导致脾失健运而发生纳差、腹胀、腹泻与消瘦等症状。同时久病的小儿，可因脾运化水湿功能障碍，而出现慢性腹泻、浮肿等证候。若有脾不统血，则可见便血、紫癜等证候。

3. **脾病辨证特点**　小儿脾病以脾气虚证最多见，脾虚湿困证次之，其余为脾阳虚与脾不统血等证，其辨证特点参见表5-6。脾病的共同特点为纳差、腹胀、便溏、消瘦与四肢无力等，常见于久病或营养不良的小儿。

4. **脾与胃的关系**　脾与胃同属中焦，通过经脉相互络属而构成表里关系，脾主运化水谷精微，胃主受纳腐熟饮食水谷，两者密切配合，共同完成饮食物的消化、吸收，是人体营卫气血的主要来源。脾气主升，胃气主降；脾的特性是喜燥恶湿，胃的特性是喜润恶燥。若脾气不升则腹痛泄泻，胃气不降则腹胀呕吐。临床上胃热证与胃寒证、食滞胃脘等均为小儿常见病证，治疗多采用脾胃兼治的方法。胃病共同特点为恶心、呕吐、上腹不适或腹痛等。胃病辨证详见表5-7。

表5-6　小儿常见脾病的辨证特点

证型	临床症状		舌象	脉象
	共有症状	各证特点		
脾气虚	纳差 便溏 腹胀 消瘦 乏力	面黄或浮肿,腹部隐痛,不爱玩耍,或脱肛	舌质淡,胖嫩有齿痕,苔白或厚	细弱
脾虚湿困		脾气虚 + 湿证(浮肿、身重、肢困、脘腹胀闷)	苔白腻	濡
脾阳虚		脾气虚 + 寒象(形寒肢冷,腹中冷痛,得温则减)	舌质淡,胖嫩,湿润,苔白润	沉细
脾不统血		脾气虚 + 慢性出血如便血、紫癜	舌质淡,胖嫩,苔白	细弱,或细数

表 5-7　小儿常见胃病的辨证特点

证型	临床症状		舌象	脉象
	共有症状	各证特点		
胃热证	恶心 呕吐 上腹不适 或腹痛	烦躁、吵闹，口渴喜冷饮，尿黄，便结，口臭，口腔溃疡或牙龈出血	舌质红，苔黄厚少津	滑数
食滞胃脘		腹胀，腹痛较重，纳差，呕物酸臭，大便干结或泄泻恶臭	舌质红，苔黄厚或腻	滑数
胃寒证		胃脘痛，遇寒则重，得热则缓	舌苔白滑	沉迟或沉细弦

（三）肾与膀胱

1. **肾的生理功能**　①肾藏精，主生长、发育与生殖：藏精是肾的主要生理功能，即肾对精气具有闭藏的作用，从而对机体的生长、发育和生殖能力发挥生理效应。首先，禀受于父母的生殖之精，为先天之精，与生俱来，是构成胚胎发育的原始物质；二是出生以后，来源于饮食水谷，通过脾胃运化功能而生成的水谷之精气，以及脏腑生理活动中所化生的精气，通过代谢平衡后的剩余部分，藏之于肾，为后天之精。先天之精与后天之精互相依存，相互为用，共同促进机体生长、发育，并使之逐步具备生殖能力。所谓肾中精气，是机体生命活动之根本，其生理效应概括为肾阴和肾阳两方面，对机体各脏腑组织器官起滋养、濡润作用的称肾阴，起推动、温煦作用的称肾阳。肾阴和肾阳又称元阴和元阳、真阴和真阳，是机体各脏腑阴阳的根本，维护着全身各脏腑阴阳的相对平衡。②肾主水液：肾主水液是指肾中精气的气化功能，对体内水液的输布、排泄及维持体内水液代谢的平衡，起重要的调节作用，这主要表现于肾中精气的蒸腾气化和开合调节作用。③肾主纳气：纳即固摄、受纳之意。人的呼吸功能由肺所主，但必须依赖于肾气的摄纳作用才能完成。纳气实际是肾的闭藏作用在呼吸运动中的具体体现，从而防止呼吸表浅，保证体内外气体的正常交换。故有"肾为气之根"之说。④肾主骨、生髓、通于脑，其华在发：肾主骨生髓是肾中精气促进机体生长发育功能的一个组成部分。肾藏精，精能生髓，髓能充骨，脑为"髓海"，肾精充足时，骨、髓、脑均健壮。小儿囟门迟闭，骨软无力，智能低下都是肾中精气不足、骨髓空虚的表现。另外，精能生血，头发的生长、脱落和荣枯有赖于精血的濡养，故头发常能反映机体精血的盛衰。⑤肾开窍于耳与二阴：主要是指耳听觉的灵敏与否，前后阴的生理功能，都与肾中精气的盈亏有密切关系。

2. 肾的病理特点 小儿先天禀赋不足或后天水谷精气充养较差，均可导致肾藏精不足，以致生长发育迟缓，可有五迟、五软、下肢无力、头发干枯稀少或佝偻病、智力发育障碍等病证。若肾阳不足，命门火衰，则水失所主，开合失利，可导致尿少与浮肿或出现遗尿或尿频数等病证；肾阳不能温煦脾阳，则可出现腹痛、泄泻等。小儿心病重症，可因心病及肾，导致肾虚，而出现肾不纳气，吸少呼多，喘促等。

3. 肾病辨证特点 肾病以虚为主，可分为肾阴虚与肾阳虚，其辨证特点见表5-8。肾病的共同特点为腰腿酸软，脉沉细和尺脉无力等。凡小儿骨骼发育迟缓，智力发育障碍或久病浮肿、尿少、遗尿均属肾病。小儿呼吸困难，呼多吸少，则多属肺肾两虚，肾不纳气。小儿久泻，形寒肢冷，则属肾阳不足、脾肾两虚之证。

表5-8 小儿常见肾病的辨证特点

证型	临床症状		舌象	脉象
	共有症状	各证特点		
肾阴虚	腰酸腰痛腿软脉沉细尺脉弱	身体衰弱,阴虚内热(五心烦热、潮热、口干咽干,盗汗)头晕,眼花,睡眠不安,喜哭闹	舌质红,少苔或光剥	沉细数
肾阳虚		久病,形寒肢冷,尿少,浮肿或多尿或久泻、五更泻、气喘	舌质淡,胖嫩,苔白润	沉细弱

4. 肾与膀胱的关系 肾与膀胱通过经脉相互络属，构成表里关系。膀胱的主要功能是储尿和排尿，其正常控制与排泄又依赖于肾阳的气化作用。肾的气化功能障碍，则影响膀胱的气化，发生尿少与尿潴留等。当肾气虚不能固摄，则小儿可有尿多、尿频、遗尿等。另外，小儿尿急、尿频、尿痛、血尿等，多属膀胱湿热所致。膀胱病辨证详见表5-9。

表 5-9　小儿常见膀胱病与小肠病的辨证特点

证型	临床症状		舌象	脉象
	共有症状	各证特点		
膀胱湿热	尿频尿急尿痛血尿	腰痛,下腹疼痛,尿短赤而无心烦、口舌糜烂疼痛	舌红,苔黄腻	滑数
小肠湿热		心烦,失眠,口舌糜烂疼痛,多伴心悸,尿短赤,而不伴腰痛	舌尖红,苔黄或黄腻	滑数

（四）肝与胆

1. **肝的生理功能**　①肝主疏泄条达：疏即疏通；泄即发泄、升发。疏泄条达就是畅达无拘束的意思，反映了肝为刚脏，主升、主动的生理特点，是调畅全身气机，推动津血运行的一个重要环节，其主要表现于调畅气机、促进脾胃运化功能和调畅情志三方面。正常小儿肝气条达，则小儿的情绪正常，不抑郁，不烦躁，从而保障了脾胃消化、吸收和运送营养的功能。②肝主藏血：即肝有贮藏血液和调节血量的生理功能。肝内必须贮存一定的血量，以制约肝的阳气升腾，勿使过亢，以维护肝的疏泄功能，保证冲和条达。同时，肝藏血能调节全身各部血量适度，防止其不足或出血，对各脏腑功能正常发挥有重要意义。③肝主筋，其华在爪：筋即附着于骨而聚于关节，连接关节、肌肉的组织，有赖于肝血的滋养；爪，系爪甲，乃筋的延续，故筋的柔韧弛长与爪甲的荣枯体现了肝所藏阴血的盛衰。④肝开窍于目，在液为泪：目为视觉器官，肝经上连目系，视力有赖肝气疏泄和肝血濡养；泪液的分泌也可反映肝的功能情况。

2. **肝的病理特点**　小儿脏腑娇嫩，神气怯弱，感邪后易于深入，引动肝风而抽搐、惊厥。"肝常有余"，是对小儿易动肝风这一病理特点的概括。如小儿性情急躁、喜哭闹或有目赤肿痛等，均属肝火；若肝失条达，气机不畅，则肝气横逆，可导致腹胀胁痛、胃脘疼痛、恶心呕吐、烦躁、哭闹不安等"肝气犯胃"的症状；肝气横逆犯脾，则可导致腹胀、肠鸣、腹泻等；肝火灼伤肺、胃脉络，可出现呕血、咯血、衄血等。小儿久病，肝血虚，血不养目，可导致双目干涩、夜盲和视物模糊等；血不养筋，可出现肌肉痉挛、强直或抽搐等。

3. **肝病辨证特点**   小儿常见的肝病有脾虚肝旺（肝脾不和）、肝气郁结、肝胃不和、肝经实火、阴虚肝旺、热伤肝阴和肝风内动等证。各种肝病的辨证特点参见表5-10。小儿肝病的共同特点是，以实证或本虚标实为多见，常见症状主要有胁痛、烦躁、哭闹、头晕、眼花、脉弦、抽搐或肢体瘫痪等。

4. **肝与胆的关系**   胆附于肝，二者通过经脉相互络属，构成表里关系。胆汁来源于肝的余气，胆为"中正之官"、主决断，其正常功能有赖于肝的疏泄。胆病的主要症状有胁痛、口苦和呕吐苦水、黄疸等。临床上常见者为肝胆合病，详见表5-10。

表 5-10   小儿常见肝病与胆病的辨证特点

证型	临床症状		舌象	脉象
	共有症状	各证特点		
肝经实火	头晕目眩烦躁脉弦	头痛,面红,目赤,口苦,尿黄,便干,或呕血,衄血	舌质红,苔黄	弦数
肝风内动		发热,惊厥,昏迷	舌质红,苔黄	弦数
肝气郁结		情绪抑郁或烦躁,胁痛,腹胀,腹痛,腹泻,纳差,嗳气呕逆	舌质稍红,苔白或黄	弦或弦数
肝胆湿热		发热,目黄身黄,胁痛,恶心,呕吐,食少,腹胀,尿黄,便干	舌质红,苔黄腻或燥	弦数或滑数
肝胃不和		胃脘胀痛,嗳气,呕酸	舌质稍红苔黄	弦
肝脾不和		胸胁胀痛,面黄,消瘦,腹胀,乏力,纳差或伴浮肿	舌质淡胖大,或边红,苔白或微黄	弦
阴虚阳亢		头重,头痛,口干咽燥,面红,耳鸣,两目干涩,或肢麻震颤	舌质红,少苔	弦或弦细数
虚风内动		低热不退,出汗多,视物模糊,爪甲不荣,手足震颤,神昏,肢体强直	舌质红,少苔或光剥	弦细数

（五）心与小肠

1. **心的生理功能**   ①心主神志：神是人体生命活动的外在表现，也指精神、意识、思维活动，它通过脏腑功能活动表现出来。心主神志体现了心在五脏六腑功能活动中起主导地位。②心主血脉，其华在面：心主血脉是指血液的运行，脉道的通利，都由心所主，并在心气推动下，使气血通过血脉营运全身。心气健旺，则脉搏有力，精力充沛，面色荣华红润。③汗为心液，"舌为心之苗"：汗是津液所化生，津液与血同出一源，而血又为心所主，故"汗为心之液"；而舌为心之外候，为语言声音之机，所谓言为心声，舌为心窍。汗液的多少，舌的色泽、形态，常可反映心的情况。

2. 心的病理特点　小儿心病多见热证。如舌尖红常为心火亢盛之象；小儿高热、惊厥较成人多见，乃邪（热）入心包；若心气不足，血脉运行无力，则脉细弱，面色苍白或动则气短不续；小儿心阳不足，除有阳虚症状外，常心悸、自汗；心阴不足，除有阴虚内热证外，常心烦、盗汗。

3. 心病辨证要点　小儿心病以心悸为其共同特点，凡病心悸者均责之于心。小儿心病虚证，可分为心血虚、心阴虚与心气虚、心阳虚4类；小儿心病实证，常见有心火上炎，心血瘀阻、痰迷心窍等，其辨证要点参见表5-11。

表5-11　小儿常见心病的辨证要点

证型	临床症状		舌象	脉象
	共有症状	各证特点		
心气虚		乏力,短气,活动时加重,面色苍白,自汗	舌质淡,舌体胖	弱或结代
心血虚		面色苍白、唇色淡、头晕、睡眠不安、健忘	舌质淡	细弱
心阴虚		面色少华,或颧红,五心烦热,盗汗,口干,睡眠不安,健忘	舌质红,少苔、或光剥	细数
心阳虚	心悸	面色㿠白,气短不续,胸闷心痛,形寒肢冷,浮肿,自汗,重者心阳虚脱,面色苍白、四肢厥冷	舌质淡,胖嫩,苔白	细弱或结代
心血瘀阻		心前区闷或痛,面唇、肢端发绀,气短,肢冷,	舌质暗红或有瘀点	涩或细弱
心火上炎		面红,口渴,睡眠不安,心烦,口舌生疮,小便短赤	舌尖深红	数
痰迷心窍		神志痴呆或昏迷,喉中痰鸣,或伴高热抽搐	苔白腻或黄腻	滑或滑数

4. 心与小肠的关系　心与小肠通过经脉相互络属构成表里关系。小肠主要的功能是接受由胃初步消化之饮食，经"分清泌浊"，以利于消化吸收。其中，清者是指饮食中的精华部分被吸收，而浊者是指代谢后的食物残渣被输送大肠，多余水液渗入膀胱。可见小肠的功能是脾胃升清降浊功能的具体表现，其病变主要表现为升清降浊功能的紊乱而吐泻。因心与小肠相表里，故二者有热均可见舌尖红、口舌糜烂、尿急、尿频、尿痛等症状。小肠病辨证要点参见表 5-9。

三、卫气营血辨证简介

卫气营血辨证是论治外感温热病的一种辨证方法，以卫气营血来概括外感温热病的发生、发展过程中 4 个不同阶段的证候类型，即疾病初起，邪在肺与皮毛，病情较轻，病属卫分主表；继之邪入气分，病在胸膈、胃肠及胆等脏腑，病情较重；进而再邪入营分，病在心与心包络；血分证乃邪热深入心、肝、肾，重在耗血、动血，病情更重。4 个阶段病证各有其证候特点，但又不能截然分开，而是相互联系的。按卫气营血辨证理论，疾病的一般传变规律是依卫、气、营、血的顺序进行，如小儿上呼吸道感染，一般开始病在卫分，进而发生肺炎（肺热证），则是病至气分，进一步严重者，可发生惊厥、昏迷或出血等，乃病邪已入营血。但是，临床有些患儿往往起病急骤，可不按一般规律传变，如小儿中毒型肺炎、感染性休克、流行性脑脊髓膜炎等，发病时热邪就在气分、营分或血分，临证时应重视辨证，灵活论治，不可拘泥于一般规律。

（一）卫分证的辨证特点

卫分证是指温热病邪侵犯肺卫，是温热病的初期阶段，因卫外功能失调，肺失宣降所表现的证候。临床表现为发热，微恶风寒，舌边尖红，脉浮数，常伴头痛，咳嗽，口干微咳，咽喉肿痛等症。卫分证以发热，微恶风寒，舌边尖红，脉浮数为辨证要点。

（二）气分证的辨证特点

气分证常是卫分证的进一步发展，是温热病邪内传脏腑，正盛邪实，阳热亢盛所表现的里实热证候。气分证多由卫分证不解，邪传入里所致；亦有初感温热之邪气，直入气分而成者；而营分证，如经合理治疗好转后，也可"透营转气"而为气分证。

气分证临床表现为发热而不恶寒，反恶热，口渴，汗出，心烦，尿赤，舌红苔黄，脉数有力等，或可有其他兼证。以发热不恶寒，反恶热，舌红苔黄，脉数有力为辨证要点。临床常见邪热壅肺、热扰胸膈、热迫大肠、热盛动风等4种类型。

邪热壅肺为气分邪热，壅遏于肺的肺热证候。表现为身热咳喘、胸痛、咳吐黄稠痰液，汗出，舌红苔黄，脉滑数。

热扰胸膈为邪热内扰胸膈，熏灼于心肺的证候。表现为发热，口渴，心烦懊恼，坐卧不安或不眠等症。

热迫大肠为热结气分，下迫大肠的证候。表现为身热，面目红赤，大便燥结，腹胀满而拒按，甚或谵语，泻下黄糜稀水，舌红苔黄，脉沉数。

热盛动风为邪热内盛，动风以致厥逆的证候。表现为身体壮热，头晕胀痛，手足躁扰，甚则瘛疭，角弓反张，狂乱惊厥，舌红苔燥，脉弦数等。

小儿外感病气分证候为儿科热性疾病较常见的证型，多见于各类感染性疾病的中期或极期，或某些疾病（如麻疹等）透营转气的恢复期。

（三）营分证的辨证特点

营分证是气分证的进一步发展，或可由病邪从卫分直传入营分（称"逆传心包"）而成，为温热性疾病发展过程较深重的阶段，是温热病邪内陷，劫灼营阴，心神被扰而表现的证候。营分证临床主要表现为身热夜甚，口不甚渴或不渴，心烦不寐，甚或神昏谵语，斑疹隐隐，舌质红绛，脉细数。营分证以身热夜甚，心烦神昏，舌红绛，脉细数为辨证要点。

营分证如进一步发展，则邪入血分，若经恰当治疗，病情好转，亦可由营分转出而为气分证，即所谓营分证"透营转气"。

（四）血分证的辨证特点

血分证是温热病邪深入阴血，导致耗阴、动血、动风所表现的一类证候，是温热病发展过程中最深重的阶段，多由营分证进一步发展而来，或气分热炽，劫营伤血，径入血分，或素体阴亏，已有伏热内蕴，温热病邪直入血分而成。病变主要累及心、肝、肾三脏，严重者可致亡阴亡阳。

血分证主要表现为身热夜甚，躁扰不宁，甚或昏狂，斑疹显露，色紫黑、吐血、衄血、便血、尿血等，舌质深绛，脉细数。临床以身热夜甚，昏谵，斑疹紫黑，舌质深绛，脉细数为辨证要点。主要有热盛动血、热盛动风、热盛伤阴三大类型。

热盛动血、动风见于血分实热证候，多由营分证邪热不解传入血分，亦有由气分邪热直入血分而成者，其病变多偏重于心、肝两经。表现为营分证基础上，更见烦热躁扰，昏狂，谵妄，斑疹显露，色紫或黑，吐血、便血、尿血，舌质深绛或紫，脉细数等；热盛动风者兼抽搐，颈项强直，角弓反张，四肢厥冷，牙关紧闭，窜视，脉弦而数等。

热盛伤阴见于血分虚热证，多由血分实热证演变而来，亦有从营分证候转变、迁延而成者，其病变多偏重于肾、肝两经。表现为持续低热，暮热早凉，五心烦热，口干咽燥，舌红少津，神疲欲寐，耳聋，体瘦，脉虚细，手足蠕动、瘛疭等。

（五）卫气营血合病

由于小儿脏腑娇嫩、形气未充、发病容易、传变迅速的生理病理特点，小儿一旦感受温热疫毒之邪，常较成人病情变化迅速，且邪气易实而正气易虚，故临床上常不按上述规律传变，卫气营血各阶段的传变规律有时难以分清。如重症流行性乙型脑炎、流行性脑脊髓膜炎、败血症等，通常均可表现为几个阶段的病证同时出现，如发病之初无卫分证，而径见气分证或营、血分证；卫分证未罢，而又见气分证，即卫气同病；气分证尚在，又出现营分证或血分证，称气营同病、气血两燔；甚至还可出现卫气营血同病的严重情况。因此，小儿温热性疾病证候的传变，其形式较成人更为复杂，临证时应予注意。

四、六淫病因辨证要点

风、寒、暑、湿、燥、火是四季气候变化的 6 种表现，简称"六气"。如果气候变化太过，或人体正气不足，不能适应这种变化时，就可影响人体正常生理，导致疾病。中医学将能够使人体致病的 6 种反常气候表现，称为"六淫"或"六邪"。六淫邪气都是自外侵入人体，由皮毛腠理和 / 或口鼻而入，因而所引起的疾病统称"外感病"。由于小儿机体卫外功能薄弱，对疾病的抵抗力较差，故最易感受六淫之邪。

一般来说，六淫致病与季节有密切关系，如春季多风病，夏季多暑病，夏秋之间多湿病，秋季多燥病，冬季多寒病。但由于气候变化的复杂性以及机体感受性的不同，同一季节里也可有几种不同性质的外感疾病发生。此外，若脏腑功能失调，也可导致体内发生内风、内寒、内湿、内燥、内热等病证，称"内生五邪"，因其与六淫所致外感病证的症状表现类似，故一并讨论。

（一）风

风是春季的主气。风邪特点是善行多变，最易伤肺传肝。小儿与风有关的疾病相当多见，因风为百病之长，一年四季皆可出现。其表现为起病急，变化快，或有怕风，症状常有移动性特点，如抽搐、游走性关节痛、时发时隐的荨麻疹等。小儿风病可分为：①外风，包括外感风寒、风热、风湿、风疹等；②内风，包括热极生风（如高热惊厥）及久病阴虚、血虚生风（如脑炎恢复期四肢强直、抽搐）等。

（二）寒

寒是冬季的主气。寒邪致病也可见于其他季节。寒为阴邪，其性凝滞，主痛，易于犯肺伤肾，影响人的功能活动，并可使气血郁滞不通。在小儿则寒邪常易于化热表现为热证。寒邪为病主要表现为怕冷、喜暖、肢冷、腹痛、身痛等。小儿寒邪为病，最多见乃外感风寒（感冒）以及寒伤脾胃所致的腹泻、腹痛等。若小儿久病脾肾阳虚，亦可导致慢性腹泻或慢性浮肿等内寒之证。此外，幼小的新生婴儿，寒邪可伤肌肤，并直中脏腑而出现一派寒象，如重症新生儿硬肿症等。

（三）暑

暑是夏季的主气。暑邪致病有较明显的季节性，夏天的热性病多属暑病。暑为阳邪，其性炎热升散，与热邪性质相似，易伤脾犯心，伤津耗气，且暑邪又多夹湿邪为患。小儿暑病皆由外感所致，主要表现为高热、纳差、恶心、呕吐、腹泻、口干、心烦、头昏、胸闷、乏力或舌苔厚腻等。暑乃外邪为患，无内暑之说。

（四）湿

湿为长夏（夏秋之间）主气，然四季皆可有湿邪致病。湿为阴邪，易阻遏损伤阳气，常伤于脾，困遏脾阳为患；湿性重浊，致病常表现为头重、身重、乏力、呕吐、腹泻、痰多、流水、流脓，舌苔腻、脉滑等；湿性黏腻，故湿邪为病常迁延难愈；湿性趋下，易犯人体下部，见于下肢溃烂、浮肿、带下瘙痒等。内湿证候则常因脾胃运化失调，水湿内停而导致腹泻、呕吐等，为小儿夏秋之间最常见的疾病。内、外湿邪常相互影响，如外感暑湿之邪，多湿困脾胃，常易导致脾脏内湿停滞不化证候等。

（五）燥

燥为秋季的主气，其他季节亦可有燥邪致病。燥性干涩，其邪易伤于肺、胃，损伤津液。故燥邪为患表现为口、鼻、唇、咽喉、皮肤干燥，干咳少痰，痰黏难咳，口渴喜饮，小便短黄，大便燥结，舌干少苔而燥等。小儿燥病可分为外燥及内燥，前者常因气候干燥，燥邪侵袭而致病；后者则常由于各种热性疾病损伤津液而引起。

（六）火

火为阳邪，与温、热性相类，温为热之渐，火为热之极。火邪为病常易伤及心、肝；火性炎上，燔灼急迫，最易耗伤小儿津液，耗气动血，迫血妄行，伤阴动风，闭扰心神。小儿常见的火邪之证可分为实火与虚火两大类。

1. **实火**　实火多为六淫之"火"，致病特点为发病急、病程短与病势剧，临床主要表现为发热恶热、烦躁汗出，口渴饮冷，便结、尿黄、吐血衄血，舌质红苔黄，脉数等。如小儿发热咽痛，面红目赤，多为风火；痈疖红肿，发热烦渴，多为火毒；惊厥抽搐，躁扰发狂，神昏谵语，为热入心包、热极生风等。

2. **虚火**　多因内伤阴虚阳亢所导致，致病特点为起病慢、病程长，临床主要表现为低热或潮热，午后发热，手足心热，颧红，夜间盗汗，舌红少津无苔或花剥，脉细数等。

小儿六淫病因辨证主要依据四诊所收集的病史资料，结合发病季节，对照上述症状特点，以审证求因，审因论治。六淫病因辨证在儿科临床很重要，这主要是由于小儿外感疾病最为多见，且临床有些小儿疾病只能根据六淫病因进行辨证分析，如风疹、风湿等，尤其某些脏腑症状不明显的湿热病证，仅有持续发热、倦怠、舌苔厚腻等，临床可按六淫病因辨证。

五、气血津液辨证

气，一是指维持人体生命活动的基本物质，二是指脏腑组织器官的功能活动。血即血液，有濡养全身各脏腑组织的作用。小儿疾病中，气虚、气滞、气逆与血虚、血瘀、血热、出血等证均较多见，故常需运用气血辨证方法以补充脏腑辨证的不足。

（一）气病的辨证

1. **气虚** 是指全身或某一脏器功能衰退的病理现象。小儿气虚证主要表现为乏力，倦怠，气短，哭声和语声低弱无力，自汗，舌体胖淡，脉象虚弱，指纹淡等。常见于小儿营养不良的病证或大病、久病之后。

2. **气滞** 是指机体功能障碍，气机运行不畅所表现的证候。小儿气滞证主要表现为闷胀、胀痛等，特点为时轻时重、走窜不定。若气滞胃肠则腹胀、腹痛；肝气郁滞则胁痛。小儿伤食时常有气滞胃肠的表现。

3. **气逆** 多指肺胃之气上逆，是机体气机升降失常的表现。肺气上逆则为咳喘；胃气上逆则见呕吐、呃逆等。

气虚属气病之虚证；气滞属气病之实证；气逆则实证居多，然虚证亦有。三者临床上可互相影响，并夹杂出现。如小儿气虚证，临床可因气的运行迟缓无力而出现腹胀不适等气机不畅的症状；再如痰多肺气滞塞，影响肺的宣发肃降功能，常可出现咳喘气逆的症状。临证可根据脏腑辨证施治，合理采用补气、行气或降气的方法，常能获得较好疗效。

（二）血病的辨证

1. **血虚** 乃机体生血不足或失血过多，以致血液虚少的病证。小儿血虚主要表现为面色苍白或萎黄，唇、舌、指（趾）甲色淡，舌质淡，脉细无力，指纹色淡等。临床常见于小儿贫血或某些慢性疾病，如慢性肾炎、肺结核等。

2. **血瘀** 是指各种致病因素导致血液在经脉中流通不畅或滞留局部的病理现象。小儿血瘀证主要表现为发绀，紫斑，局部固定的疼痛或刺痛，肝脾肿大或其他肿块等。

3. **血热** 是指血分有热或热邪侵犯血分所引起的病理表现。小儿血热证主要表现为发热，心烦，舌红绛，脉细数，如果血热妄行则有出血现象。

4. **出血** 是指血液不循常道，溢于经脉之外的病理表现，如尿血、便血、衄血、咯血、呕血等，儿科临床出血证以各种疾病引起的尿血最多见。出血证临床上又可分为实热出血、虚热出血及气虚出血等。

小儿血虚、血瘀、血热与出血的病证，临床多结合脏腑辨证进行分析。以血瘀为例，肝脾肿大有胁下疼痛，痛有定处者，多属肝脉瘀血；瘀血证候伴有心悸，脉涩或结代者，应属心脉瘀阻。同样，血虚亦有肝血虚、心血虚的不同，出血亦有脾不统血、肝不藏血、血热妄行等证。

气与血的关系非常密切，气能生血，血能载气，气虚血虚，气滞血瘀。血虚患儿，常同时伴有气虚，临床以气血两虚证为多见，因而治疗血虚多补血与补气同用。气滞、气逆的病证也常可导致血瘀或出血的症状，故临床辨证以气滞血瘀证较常见。所以中医临床有"气为血帅""血为气母"的论述，气血两者常相互依赖，互生伴行，其病证也相互影响。

（三）津液病的辨证

1. 津液不足 津液不足又称津亏、津伤，是指由于疾病等原因津液丢失过多或生成不足，致使津液亏少，机体或某些脏腑组织器官失于濡润滋养的证候。津液不足证以肌肤、口唇、舌咽干燥现象及尿少便干为审证依据，主要表现为口燥咽干，口唇燥裂，皮肤干枯无泽，小便短少，大便干结，舌红少津等。

2. 水液停聚 由于外感六淫，内伤七情，影响肺脾肾的输布排泄功能，皆能成为水液停聚的病证，主要表现为水肿、痰饮等。

（1）水肿：水肿为体内水液停聚，泛滥肌肤，引起面目、四肢、胸腹甚至全身浮肿的病证。因虚实不同而有阳水和阴水表现。阳水多实，为外感风邪，或水湿浸淫等因素引起，表现为头面浮肿，从眼睑开始，继而遍及全身，小便短少，来势迅速，皮肤薄而光亮，常伴有恶风寒，发热，肢节酸痛，舌苔薄白，脉浮紧，或咽痛，舌红脉浮数；或全身水肿，按之没指，肢体沉重困倦，小便短少，脘闷纳呆，泛恶欲吐，舌苔白腻，脉沉等。阴水多虚，为久病正虚、劳倦内伤等因素引起，表现为水肿，腰以下为甚，按之凹陷不起，小便短少，脘闷腹胀，纳呆便溏，面色㿠白，神倦肢困，舌淡苔白滑，脉沉；或水肿日益加剧，小便不利，腰膝酸冷，四肢不温，畏寒神疲，面色㿠白或灰滞，舌淡胖苔白滑，脉沉迟无力等。

（2）痰饮：痰与饮为脏腑功能失调，水液代谢障碍表现的病证。其中，痰证是指水液凝结，质地稠厚，停聚于脏腑、经络、组织之间的病证。痰邪无处不到，表现为咳喘咳痰胸闷；或脘痞不舒，纳呆恶心，呕吐痰涎，头晕目眩；或神昏癫狂，喉中痰鸣；或肢体麻木，半身不遂，瘰疬气瘿，舌苔白腻或黄腻，脉滑等。饮证是指水饮质地清稀，停滞于脏腑组织之间的病证，表现为咳嗽气喘，胸闷，痰液清稀色白量多，喉中痰鸣，倚息不得平卧，甚则心悸，下肢浮肿，或脘痞腹胀，水声辘辘，泛吐清水，食欲减退；或胸胁胀闷作痛，咳喘引痛，舌苔白滑，脉弦等。

☆　☆　☆　☆

小儿疾病辨证的步骤大致与成人相似，对每一病证一般应首先应用八纲辨证，它是所有辨证方法的总纲。在此基础上再进行脏腑辨证，确定病位，或同时按六淫病因辨证确定病因（即审证求因）。如小儿急性高热惊风，八纲辨证当属里热实证，六淫病因辨证属火属风，脏腑辨证则应定位于肝，病属热极生风，肝风内动。对于小儿温热病常可按卫气营血进行辨证，临床以气分实热证较多见，对于气分热证，又可再进一步进行脏腑辨证，确定热邪的脏腑经络病位所在，如阳明胃热、肺经蕴热、肝胆湿热、膀胱湿热等。在上述辨证基础上，有时又需辅以气血辨证，以确定病属气虚、气滞、气逆、血虚、血瘀、血热、出血等。此外，在辨证过程中，除对主证进行辨证分析外，有时对于一些兼证也需写入诊断，如脾虚泄泻夹食滞、肺热证兼心气虚等，以便指导全面有效的治疗。

除以上小儿疾病辨证的一般规律外，各种疾病还各有其辨证的规律与重点。如小儿上呼吸道感染应首辨表里；肺炎合并心衰则应首辨虚实；风湿性心脏病则应首辨阴阳；小儿疾病重证常有邪实正虚、虚实夹杂等情况，一般应先辨虚实，以抓住主要矛盾。此外，小儿病理特点是发病容易、病情多变，临证要善于发现危重征象，全面运用望、闻、问、切四诊方法，随时观察病情发展与变化，仔细辨证，这在儿科危重疾病的诊断上至关重要。中医儿科临床最常见的危重见证属亡阴、亡阳及阴阳离决等情况，如小儿感染性休克，临证若能仔细地进行神色形态望诊，了解精神、面色变化，并结合扪四肢的冷暖及切脉搏的强弱有无，则往往能较及时发现病情的危象，明确亡阴或亡阳的存在。

第六章

小儿推拿特定穴

　　小儿推拿特定穴是指除十四经穴和经外奇穴以外的，只有小儿推拿才应用的一些特定穴位。这些穴位不像十四经穴那样归属于经络系统，而是散在地分布于全身各部，且以两手居多，有所谓"小儿百脉汇于两掌"之说。在形态上，小儿推拿特定穴不仅为"点"状，还有"线"状和"面"状（图 6-1 ~ 图 6-3）。小儿推拿特定穴具有特定的位置与特殊的作用，决定了每个穴的特殊操作方法。本书有关操作"次数"仅以 6 个月 ~ 1 岁左右患儿临床应用为参考，具体操作时还应根据小儿年龄大小、身体强弱、病情轻重等情况灵活掌握。上肢部穴位，一般不分男女，按照个人习惯推左手或推右手均可。操作的顺序一般是先头面，次上肢，再胸腹、腰背，最后下肢，可根据小儿病情的轻重、缓急或体位等情况而灵活掌握。

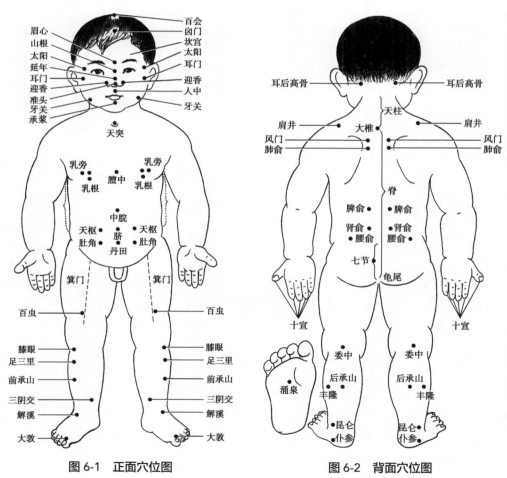

图 6-1　正面穴位图　　　　　图 6-2　背面穴位图

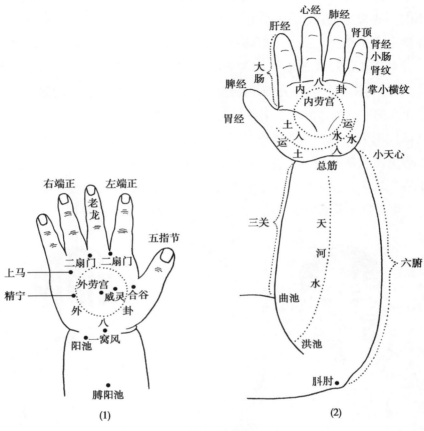

图 6-3　上肢穴位图

第一节　头面部穴

天门

位置　两眉中间至前发际，呈一直线（图 6-4）

应用　常用于发热、感冒、头痛、惊吓的治疗与保健。

操作　两拇指指面或桡侧面自下向上交替直推，称推天门或开天门

（图 6-5）。操作 30 ~ 50 次。

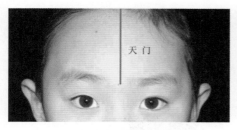

图 6-4 天门

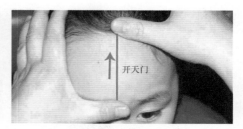

图 6-5 开天门

坎宫

位置 自眉头沿眉向眉梢呈一直线（图 6-6）。

应用 常用于发热、头痛、头晕、感冒、惊吓、目赤痛的治疗与保健。

操作 以两手拇指面或桡侧面自眉头向眉梢方向分推，称推坎宫（图 6-7）。操作 30 ~ 50 次。

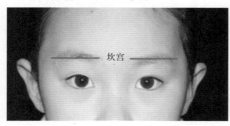

图 6-6 坎宫

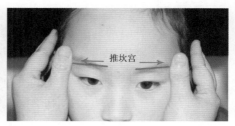

图 6-7 推坎宫

太阳

位置 眉后凹陷处（图 6-8）。

应用 常用于发热、头痛、感冒、目赤痛的治疗与保健。

操作 以两手拇指面或中指面按揉该穴，称揉太阳或运太阳（图 6-9）。操作 30 ~ 50 次。

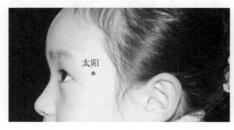

图 6-8 太阳

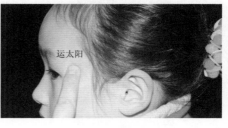

图 6-9 运太阳

山根

位置 鼻根处（图 6-10）。

应用 常用于昏迷、惊风、抽搐的治疗与保健。

操作 以拇指指甲掐 3～5 次。

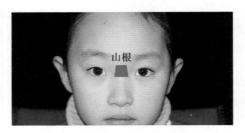

图 6-10　山根

耳后高骨

位置 耳后高骨微下凹陷处（图 6-11）。

应用 常用于感冒、头痛、惊风、抽搐、烦躁不安的治疗与保健。

操作 以两手拇指面或中指面揉该穴，称揉耳后高骨。操作 30～50 次（图 6-12①）。亦可将太阳和耳后高骨一起揉运 30～50 次（图 6-12②）

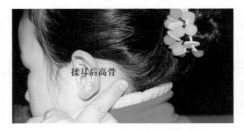

图 6-11　耳后高骨

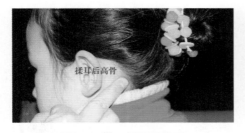

图 6-12①　揉耳后高骨

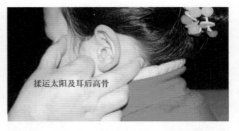

图 6-12②　揉运太阳及耳后高骨

胸腹部穴

乳根、乳旁

位置 乳头下 2 分处为乳根，乳头旁 2 分处为乳旁（图 6-13）。

应用 常用于胸闷、咳嗽、痰鸣、恶心、呕吐的治疗与保健。

操作 分别以中指和食指揉此二穴，称揉乳根、乳旁（图 6-14）。操作 100 ~ 300 次。

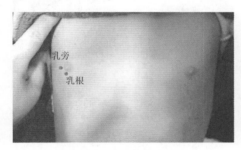

图 6-13 乳根、乳旁

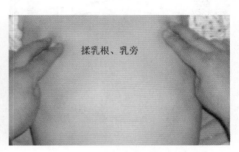

图 6-14 揉乳根、乳旁

腹穴

位置 整个腹部（图 6-15）。

应用 常用于腹胀、腹痛、恶心、呕吐、食欲不振、腹泻、便秘的治疗与保健。

操作 以手掌面或手指面顺时针或逆时针方向摩 5 分钟（图 6-16）。

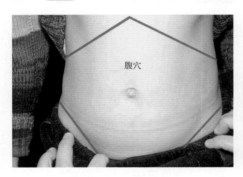

图 6-15 腹穴

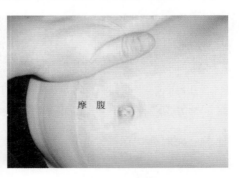

图 6-16 摩腹

腹阴阳

位置 自中脘斜向两胁下软肉处呈一直线（图6-17）。

应用 常用于乳食停滞、恶心、呕吐、食欲不振、腹胀的治疗与保健。

操作 以两手拇指面或桡侧面自中脘向两胁下软肉处分推100~300次（图6-18），称分腹阴阳。

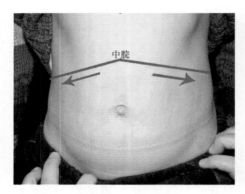

图6-17 腹阴阳

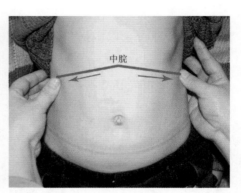

图6-18 分腹阴阳

脐

位置 肚脐正中。

应用 常用于腹泻、腹胀、腹痛、恶心、呕吐、便秘、肠鸣的治疗与保健。

操作 以拇指面揉肚脐100~300次（图6-19）。

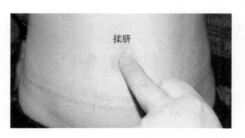

图6-19 揉脐

丹田

位置 小腹部（脐下2寸与3寸之间）（图6-20）。

应用 常用于小腹胀痛、疝气、小便短赤、癃闭、遗尿的治疗与保健。

操作 以拇指面揉100~300次（图6-21）。

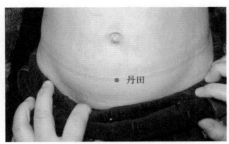

图 6-20　丹田

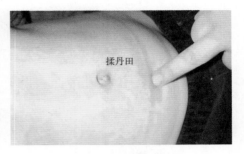

图 6-21　揉丹田

肚角

（位置）　腹部两侧之肚筋（图 6-22）。

（应用）　常用于腹痛、腹胀、痢疾的治疗与保健。

（操作）　以两手拇指面与食中指指面提拿该穴 3～5 次（图 6-23），称拿肚角。

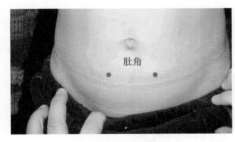

图 6-22　肚角

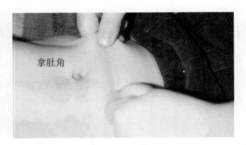

图 6-23　拿肚角

第三节　背腰部穴

天柱骨

（位置）　自枕骨下，沿后发际正中，至大椎穴呈一直线（图 6-24）。

（应用）　常用于感冒、恶心、呕吐、项强、咽痛的治疗与保健。

（操作）　以拇指面或食中指指面自枕骨下向下推至大椎穴（图 6-25）。操作 300～500 次。

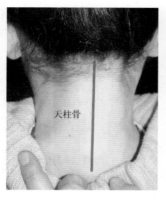

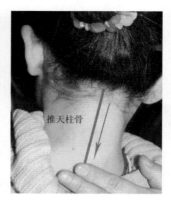

图 6-24　天柱骨　　　　图 6-25　推天柱骨

七节骨

位置　自第 4 腰椎至尾骨端呈一直线（图 6-26）。

应用　常用于腹泻、便秘、脱肛、痢疾的治疗与保健。

操作　以拇指面或食中指指面自第 4 腰椎，推至尾骨端，称推下七节骨（图 6-27）；从尾骨端推至第 4 腰椎，称推上七节骨（图 6-28）。操作100～300 次。

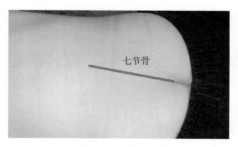

图 6-26　七节骨

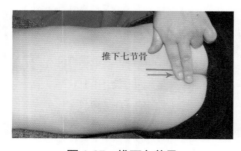
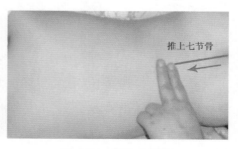

图 6-27　推下七节骨　　　　图 6-28　推上七节骨

龟尾

位置 尾骨端下方凹陷处。

应用 常用于腹泻、便秘、脱肛、痢疾的治疗与保健。

操作 以拇指端或中指端揉尾骨端下方凹陷处 100 ~ 300 次（图 6-29）。

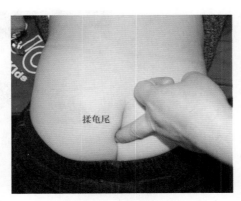

图 6-29 揉龟尾

脊柱

位置 从尾骨端至大椎穴呈一直线（图 6-30）。

应用 常用于疳积、伤食、腹泻、便秘、腹胀、腹痛、恶心、呕吐、脱肛、痢疾、遗尿、夜啼、惊风、发热的治疗与保健。

操作 以捏法从尾骨端捏至大椎穴 3 ~ 5 遍（图 6-31）。

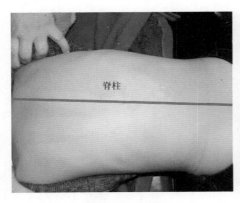

图 6-30 脊柱

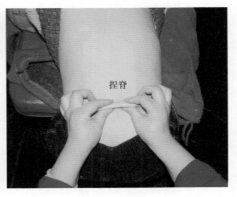

图 6-31 捏脊

第四节　上肢部穴

脾经

位置　拇指桡侧缘，自指尖至指根成一直线（图6-32）。

应用　常用于食欲不振、恶心、呕吐、腹泻、便秘、痢疾、咳嗽、黄疸的治疗与保健。

操作　用左手拇、食两指捏住小儿拇指，使其微屈，用右手拇

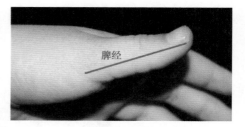

图6-32　脾经

指自小儿拇指尖推向拇指根，称补脾经（图6-33）；如将小儿拇指伸直，自拇指根推向拇指尖，称清脾经（图6-34）。

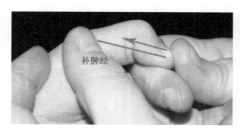

图6-33　补脾经

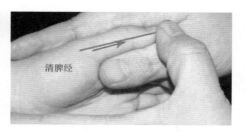

图6-34　清脾经

肝经

位置　食指末节螺纹面（图6-35）。

应用　常用于惊风、目赤、头痛、头晕、抽搐、烦躁不安、五心烦热、口苦咽干的治疗与保健。

操作　自食指尖向其掌面末节指纹方向直推，称补肝经（图6-36）；自食指掌面末节指纹推向食指尖，称清肝经（图6-37）。

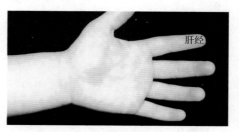

图6-35　肝经

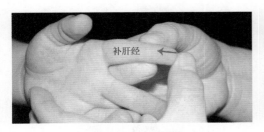

图 6-36 补肝经

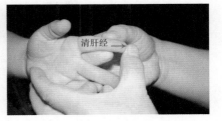

图 6-37 清肝经

心经

位置 中指末节螺纹面（图 6-38）。

应用 常用于五心烦热、口舌生疮、小便短赤、惊惕不安、高热神昏的治疗与保健。

操作 自中指尖向其掌面末节指纹方向直推，称补心经（图 6-39）；自中指掌面末节指纹向指尖方向直推，称清心经（图 6-40）。

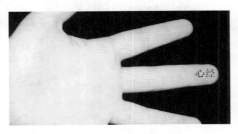

图 6-38 心经

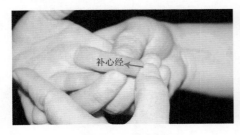

图 6-39 补心经

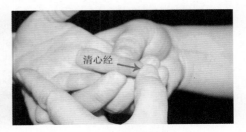

图 6-40 清心经

肺经

位置 无名指末节螺纹面（图 6-41）。

应用 常用于感冒、发热、胸闷、咳嗽、痰鸣、气喘、自汗、脱肛的治疗与保健。

操作　自无名指尖向其掌面末节指纹方向直推，称补肺经（图6-42）；自无名指掌面末节指纹向指尖方向直推，称清肺经（图6-43）。

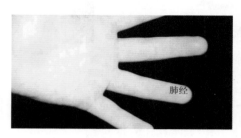

图6-41　肺经

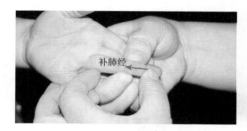

图6-42　补肺经

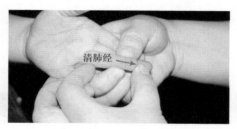

图6-43　清肺经

肾经

位置　小指末节螺纹面（图6-44）。

应用　常用于先天不足、久病体虚、五更泄泻、咳嗽喘息、遗尿、疝气的治疗与保健。

操作　以拇指面或桡侧面，自小指掌面末节指纹向指尖方向直推为补法（图6-45），反之为清法（图6-46）。

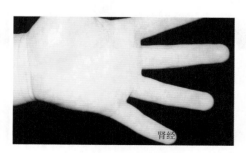

图6-44　肾经

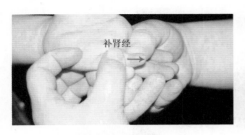

图 6-45　补肾经

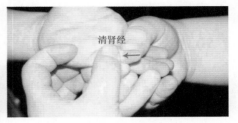

图 6-46　清肾经

大肠

位置　食指桡侧缘，自指尖至指根呈一直线（图 6-47）。

应用　常用于腹泻、便秘、腹胀、腹痛、恶心、呕吐、脱肛、痢疾、肛门红肿的治疗与保健。

操作　以拇指面或桡侧面，自指尖推至指根 300 ~ 500 次为补法（图 6-48），反之为清法（图 6-49）。

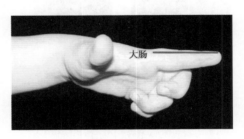

图 6-47　大肠

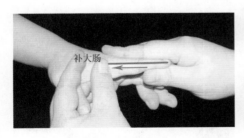

图 6-48　补大肠

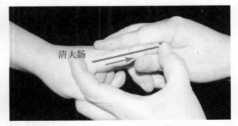

图 6-49　清大肠

小肠

位置　小指尺侧缘，自指尖推至指根呈一直线（图 6-50）。

应用　常用于小便短赤、水泻、尿闭、口舌生疮的治疗与保健。

操作 以拇指面或桡侧面，自指尖推至指根呈一直线 300～500 次为补法（图 6-51），反之为清法（图 6-52）。

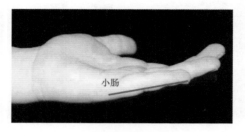

图 6-50 小肠

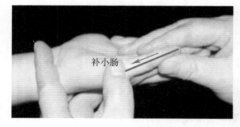

图 6-51 补小肠

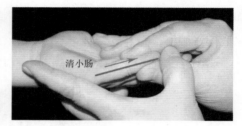

图 6-52 清小肠

十王

位置 两手十指尖端（图 6-53）。

应用 常用于神昏、惊风、抽搐的治疗与保健。

操作 以拇指指甲依次掐两手十指指尖（图 6-54）。

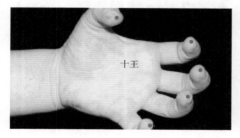

图 6-53 十王

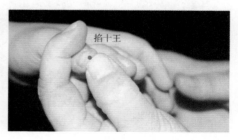

图 6-54 掐十王

四横纹

位置 食、中、无名、小指第 1 指间关节横纹处（图 6-55）。

应用　常用于疳积、伤食、腹胀、腹痛、气血不和、咳喘、口唇破裂的治疗与保健。

操作　以拇指指甲依次掐该穴 3 ～ 5 遍，然后以拇指面依次揉该穴，操作 300 ～ 500 次（图 6-56）；或以拇指面推该穴，操作 300 ～ 500 次（图 6-57）。

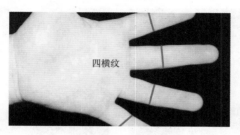

图 6-55　四横纹

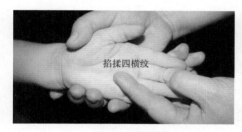

图 6-56　掐揉四横纹

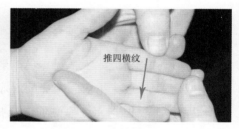

图 6-57　推四横纹

掌小横纹

位置　小指根下，掌纹尺侧头（图 6-58）。

应用　常用于疳积、伤食、腹胀、腹痛、气血不和、咳喘、口唇破裂的治疗与保健。

操作　以拇指端或中指端按揉该穴，操作 100 ～ 300 次（图 6-59）。

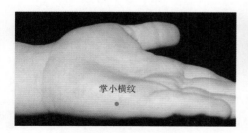

图 6-58　掌小横纹

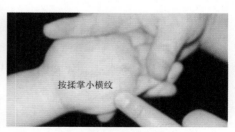

图 6-59　按揉掌小横纹

肾顶

位置　小指末端（图 6-60）。

应用　常用于自汗、盗汗、解颅的治疗与保健。

操作　以中指端或食指端按揉小指末端处 100～300 次（图 6-61）。

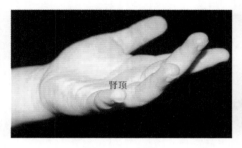 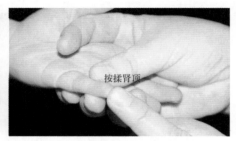

图 6-60　肾顶　　　　　　　　　　图 6-61　按揉肾顶

天门入虎口

位置　拇指尺侧缘，自指尖推至虎口呈一直线（图 6-62）。

应用　常用于痢疾、腹痛的治疗与保健。

操作　以拇指面或桡侧面，自指尖推至虎口（图 6-63），操作 100～300 次。

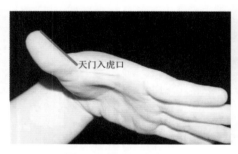 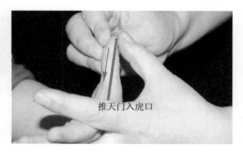

图 6-62　天门入虎口　　　　　　　图 6-63　推天门入虎口

内劳宫

位置　在手掌心，屈指时中指与无名指中间凹陷处（图 6-64）。

应用　常用于发热、烦躁不安、五心烦热、小便短赤、口疮、夜啼、目赤痛的治疗与保健。

操作　以拇指端或中指端揉该穴 100～300 次（图 6-65）。

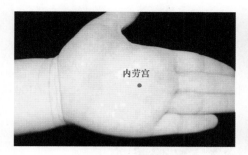

图 6-64 内劳宫

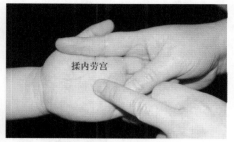

图 6-65 揉内劳宫

小天心

（位置） 大小鱼际交界处凹陷中（图 6-66）。

（应用） 常用于惊风、抽搐、烦躁不安、五心烦热、小便短赤、夜啼、目赤痛的治疗与保健。

（操作） 以拇指端或中指端揉该穴 100 ~ 300 次（图 6-67），或以中指端或屈曲的指间关节捣该穴 10 ~ 20 次（图 3-68）。

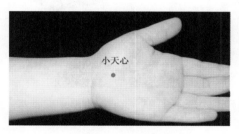

图 6-66 小天心

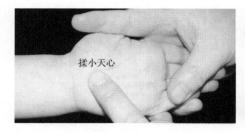

图 6-67 揉小天心

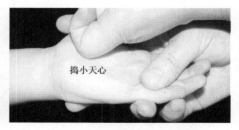

图 6-68 捣小天心

内八卦

（位置） 以手掌心为圆心，从圆心到中指根的 2/3 为半径画圆，八卦穴即在此圆上（图 6-69）。

　　应用　　常用于食欲不振、乳食停滞、腹泻、腹胀、嗳气、胸闷、咳嗽的治疗与保健。

　　操作　　以拇指面或中指面，顺卦次或逆卦次方向，做运法 100～300 次（图 6-70，图 6-71）。

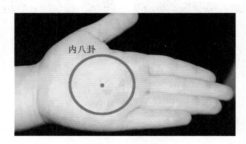

图 6-69　内八卦

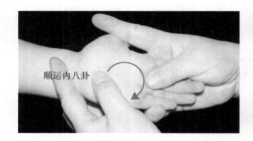

图 6-70　顺运内八卦

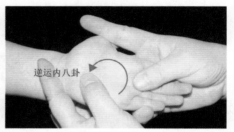

图 6-71　逆运内八卦

板门

　　位置　　手掌大鱼际平面（图 6-72）。

　　应用　　常用于食欲不振、乳食停滞、恶心、呕吐、腹泻、腹胀、嗳气的治疗与保健。

　　操作　　以拇指端或中指端揉该穴中央 300～500 次（图 6-73）。

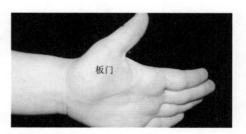

图 6-72　板门

或以拇指面或桡侧面推手掌大鱼际平面 100～300 次，自指根推向腕横纹，称板门推向横纹（图 6-74）；反之，称横纹推向板门（图 6-75）。

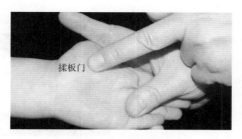

图 6-73 揉板门

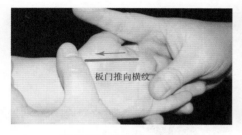

图 6-74 板门推向横纹

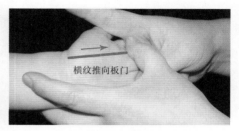

图 6-75 横纹推向板门

胃经

位置 大鱼际桡侧缘自指根向腕横纹呈一直线（图 6-76）。

应用 常用于恶心、呕吐、腹胀、嗳气、烦渴善饥、吐血的治疗与保健。

操作 以拇指面或桡侧面推该穴 300 ~ 500 次。自指根向腕横纹方向推为补（图 6-77），反之为清（图 6-78）。

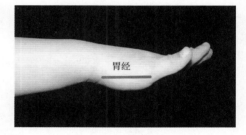

图 6-76 胃经

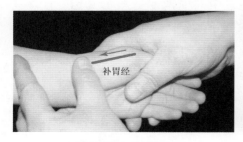

图 6-77 补胃经

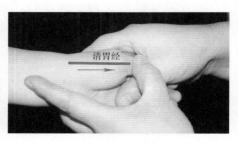

图 6-78 清胃经

运土入水

位置 自拇指尖端，经手掌边缘、小指掌面稍偏尺侧，至小指尖呈一弧线。

应用 常用于泄泻、痢疾、小便短赤、恶心、呕吐、腹胀的治疗与保健。

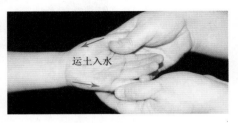

图 6-79　运土入水

操作 以拇指面或桡侧拇指面，自拇指尖端，运至小指尖。操作 100 ~ 300 次（图 6-79）。

运水入土

位置 自小指尖经小指掌面稍偏尺侧，手掌边缘，至拇指尖端呈一弧线。

应用 常用于食欲不振、痢疾、便秘、腹胀的治疗与保健。

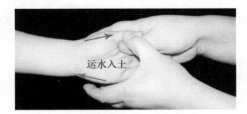

图 6-80　运水入土

操作 以拇指面或桡侧拇指面，自小指尖运至拇指尖端，操作 100 ~ 300 次（图 6-80）。

大横纹

位置 仰掌，掌后横纹（图 6-81）。

应用 常用于寒热往来、惊风、抽搐、烦躁不安、五心烦热、小便短赤、夜啼、食欲不振、腹痛、腹胀的治疗与保健。

操作 以两手拇指面或桡侧面自中间向两侧分推（又称分阴阳）100 ~ 300 次（图 6-82）。

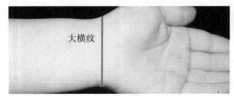

图 6-81　大横纹

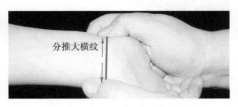

图 6-82　分推大横纹（分阴阳）

总筋

（位置） 腕横纹的中点（图 6-83）。

（应用） 常用于惊风、抽搐、烦躁不安、五心烦热、夜啼、牙痛、口舌生疮的治疗与保健。

（操作） 以拇指或中指端按揉该穴 100 ~ 300 次（图 6-84）。

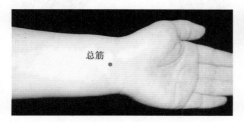

图 6-83　总筋

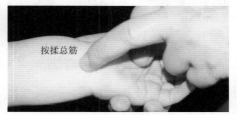

图 6-84　按揉总筋

端正

（位置） 中指指甲根两侧 1 分处（图 6-85）。

（应用） 常用于腹泻、恶心、呕吐、痢疾、惊风、抽搐的治疗与保健。

（操作） 以拇指指甲掐该穴 30 ~ 50 次（图 6-86），或揉 100 ~ 300 次（图 6-87 ①，图 6-87 ②）。

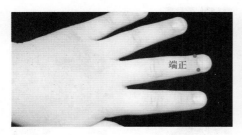

图 6-85　端正

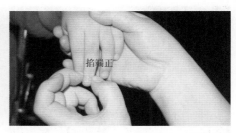

图 6-86　掐端正

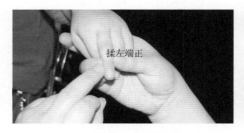

图 6-87 ①　揉左端正

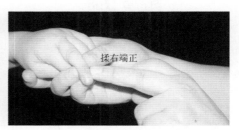

图 6-87 ②　揉右端正

老龙

位置 中指背指甲根中点上1分处（图6-88）。

应用 常用于高热神昏、惊风抽搐的治疗与保健。

操作 以拇指指甲掐该穴3~5次（图6-89）。

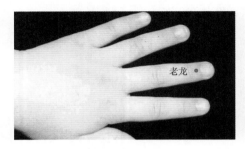

图 6-88 老龙

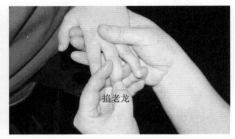

图 6-89 掐老龙

五指节

位置 掌背五指第1指间关节处（图6-90）。

应用 常用于惊风、惊惕不安、咳嗽风痰、夜啼的治疗与保健。

操作 以拇指指甲依次掐揉掌背五指第1指间关节处30~50次（图6-91）。

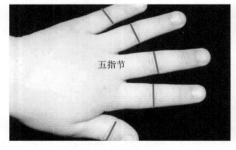

图 6-90 五指节

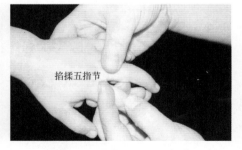

图 6-91 掐揉五指节

二扇门

位置 手背中指本节两旁凹陷处（图6-92）。

应用 常用于感冒、身热无汗、惊风抽搐的治疗与保健。

操作 以食、中指揉手背中指本节两旁凹陷处300~500次（图6-93）。

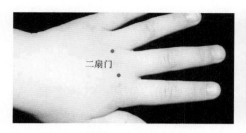

图 6-92　二扇门

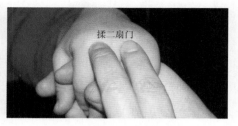

图 6-93　揉二扇门

外劳宫

位置　手背中央，第 3、4 掌骨间，与内劳宫相对处（图 6-94）。

应用　常用于腹痛、腹胀、肠鸣、泄泻、恶心、脱肛、遗尿、疝气的治疗与保健。

操作　以拇指端或中指端揉该穴，操作 100 ~ 300 次（图 6-95）。

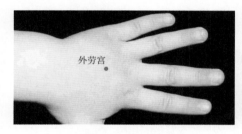

图 6-94　外劳宫

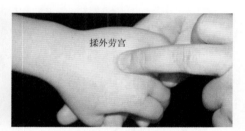

图 6-95　揉外劳宫

威灵

位置　手背第 2、3 掌骨歧缝间（图 6-96）。

应用　常用于惊风、抽搐、昏迷不醒的治疗与保健。

操作　以拇指指甲掐该穴 3 ~ 5 次，继而揉之 10 ~ 20 次（图 6-98）。

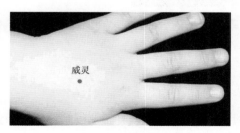

图 6-96　威灵

精宁

位置 手背第 4、5 掌骨歧缝间（图 6-97）。

应用 常用于疳积、痰喘、干呕的治疗与保健。

操作 以拇指指甲掐该穴 3~5 次，或以中指端或食指端揉之 100~300 次（图 6-98）。

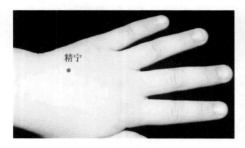

图 6-97 精宁

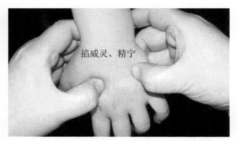

图 6-98 掐威灵、精宁

二人上马

位置 手背，第 4、5 掌指关节后凹陷中（图 6-99）。

应用 常用于小便短赤、痰喘、腹痛、泄泻、脱肛、遗尿、疝气、体虚、伤食的治疗与保健。

操作 以拇指端或中指端揉 100~500 次（图 6-100）。

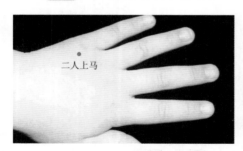

图 6-99 二人上马

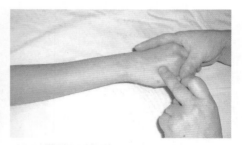

图 6-100 揉二人上马

一窝风

位置 手背腕横纹正中凹陷处（图 6-101）。

应用 常用于感冒、腹痛、关节屈伸不利的治疗与保健。

操作 以拇指端或中指端揉 100~300 次（图 6-102）。

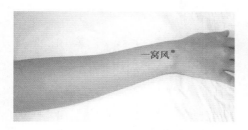

图 6-101　一窝风

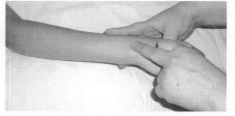

图 6-102　揉一窝风

膊阳池

位置　手背腕横纹正中后上 3 寸处（图 6-103）。

应用　常用于便秘、小便短赤、感冒头痛的治疗与保健。

操作　以拇指端或中指端揉 100 ~ 300 次（图 6-104）。

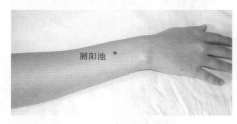

图 6-103　膊阳池

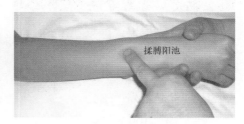

图 6-104　揉膊阳池

三关

位置　前臂桡侧，自腕横纹推至肘横纹呈一直线（图 6-105）。

应用　常用于腹痛、泄泻、畏寒、病后虚弱、四肢无力、风寒感冒、发热无汗、疹出不透的治疗与保健。

操作　以拇指桡侧面或食中指指面，自腕横纹推至肘横纹 100 ~ 300 次（图 6-106）。

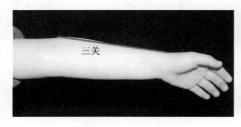

图 6-105　三关

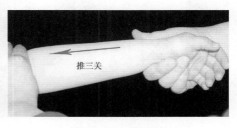

图 6-106　推三关

天河水

位置 前臂掌侧正中，自腕横纹推至肘横纹呈一直线（图 6-107）。

应用 常用于感冒发热、潮热、烦躁不安、五心烦热、小便短赤、口疮、夜啼、口渴、惊风的治疗与保健。

操作 以拇指桡侧面或食中指指面，自腕横纹推至肘横纹 100～300 次（图 6-108）。

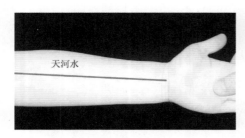

图 6-107 天河水

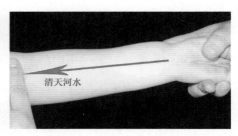

图 6-108 清天河水

六腑

位置 前臂尺侧，从肘尖至腕横纹呈一直线（图 6-109）。

应用 常用于高热神昏、烦躁不安、惊风、鹅口疮、咽喉肿痛、面肿、热痢、大便干结的治疗。

操作 以食中指指面，从肘推至腕 100～300 次（图 6-110 ①，图 6-110 ②）。

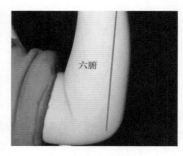

图 6-109 六腑

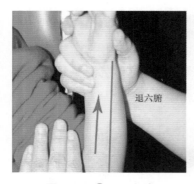

图 6-110 ① 退六腑

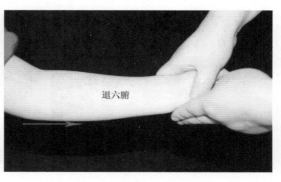

图 6-110 ② 退六腑

第五节　下肢部穴

箕门

位置　大腿内侧面，从膝上缘至腹股沟呈一直线（图6-111）。

应用　常用于水泻、小便短赤、尿闭的治疗。

操作　以食中指指面，从膝上缘推至腹股沟呈一直线，操作100～300次（图6-112）。

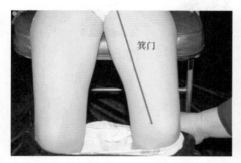
图 6-111　箕门

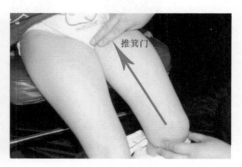
图 6-112　推箕门

百虫窝

位置　膝内上缘，血海上2寸处（图6-113）。

应用　常用于神昏、惊风、抽搐、下肢瘫痪的治疗。

操作　以拇指端或中指端按揉该穴，操作100～300次（图6-114）。

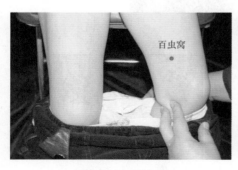
图 6-113　百虫窝

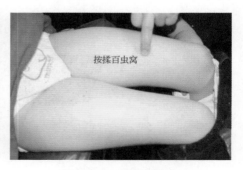
图 6-114　按揉百虫窝

足三里

位置 　髌韧带外侧凹陷正中下 3 寸处（图 6-115）。

应用 　常用于食欲不振、恶心、呕吐、腹泻、腹痛、腹胀的治疗与保健。

操作 　以拇指端按揉该穴 100～300 次（图 6-116）。

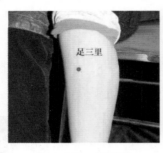
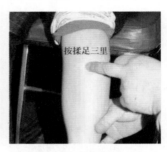

图 6-115　足三里　　　　图 6-116　按揉足三里

涌泉

位置 　屈趾，足掌心前凹陷中（图 6-117）。

应用 　常用于发热、五心烦热、呕吐、腹泻的治疗与保健。

操作 　以拇指面自后向前推 100～300 次称推涌泉（图 6-118），以拇指端或中指端揉该穴 100～300 次称揉涌泉（图 6-119）。

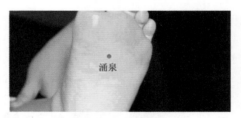

图 6-117　涌泉

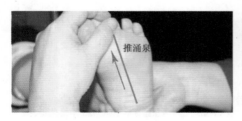
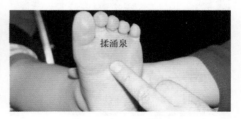

图 6-118　推涌泉　　　　　图 6-119　揉涌泉

第七章

小儿推拿手法

第一节 小儿推拿手法概要

一、小儿推拿手法特点

　　小儿推拿手法是推拿手法的一个组成部分，操作施术要领与成人推拿一样，要求达到持久、有力、均匀、柔和、深透，但临证又要考虑小儿的生理特点，手法操作应轻快柔和、平稳着实。

　　清代张振鋆提出小儿推拿八法为"按、摩、掐、揉、推、运、搓、摇"。但目前临床应用并不仅限于八法，随着小儿推拿学术的不断发展，许多成人手法也逐渐变化运用到小儿推拿中来，成为小儿推拿的常用手法，如㨰法、擦法、运法、捏法、挤捏法、捣法、振法等。有些手法虽然在名称、操作方法、注意事项等方面和成人相似，但在运用时，其手法在刺激强度、节律、频率、操作步骤和要求上却完全不同，如推法等。另外，有些手法只用于小儿推拿，不用于成人，如运法、捣法、复式操作法等。小儿推拿手法和成人推拿手法的最大区别，还在于复式操作手法。

　　在临床应用中，小儿推拿手法经常是和具体穴位结合在一起描述的，如推上七节骨、摩腹、揉脐、捣小天心等。同时，在治疗中，手法刺激的强弱及操作方向和时间长短均能影响推拿补泻作用，从而决定临床疗效。譬如同为推法，应用于七节骨穴位，向上推能温阳止泻，多用于虚寒性腹泻；向下推则能泻热通便，多用于肠热便秘或湿热痢疾等。

　　另外，由于小儿皮肤娇嫩，所以在手法操作时，一般都需要选用介质，如葱汁、姜汁、薄荷水、滑石粉、按摩膏等，以保护润滑皮肤，增强手法效应，提高治疗效果。

二、小儿推拿手法基本要求

　　小儿推拿手法的基本要求是轻快柔和，平稳着实，补泻分明。由于小儿脏腑娇嫩，形气未充，肌肤柔弱，因而特别强调手法用力轻巧，适达病所而止，不可蛮力粗暴，强拉硬扯。尤其对新生儿，手法更要轻柔，手随心转，法从手出，变通在心。手法操作要轻而不浮，重而不滞，用力要和缓、灵巧。骆如龙在《幼科推拿秘书》中指出："初生轻指点穴，二三用力方凭，五七十岁推渐深，医家次第神明。"对不同年龄的小儿，手法用力应有所区别。再者，对于各种不同的手法，又有其独特要求，如推法应用时手法要轻快，轻而不浮，快而着实，频率每分钟约 200 次；摩法则要均匀柔和，做到轻柔不浮，重而不滞；掐法则要既快又重；拿法要做到刚中有柔，刚柔相济。拿法和掐法刺激较强，但次数不可太多，通常应放在治疗最后使用。各个部位摇法的使用应争取患儿的配合，在放松体位情况下进行。

手法应用是小儿推拿的基本功之一，直接影响推拿治疗效果。遵循小儿推拿手法操作要求，是发挥推拿作用、达到预期疗效的基本保证。

三、小儿推拿补泻方法

小儿推拿是通过手法操作，作用于患儿体表穴位，防治疾病的一种方法。其补泻作用，是通过手法刺激的强弱、手法在穴位上的操作方向、手法操作的时间和频率以及所选穴位的治疗作用等综合因素而实现的。

（一）手法力度强弱

根据手法作用于体表穴位上力的大小，或手法刺激的强弱，可发挥补泻不同作用。一般来说，凡力度小、刺激弱、轻快柔和的手法，多具有补的作用，如揉法、运法等；凡力度大、刺激强的手法，多具有泻的作用，如按法、掐法、拿法等。《厘正按摩要术》指出："掐，由甲入也……以掐代针也。"掐之则生痛，这类手法在穴位上操作多有醒神开窍、通经止痛的作用。揉、运、摩、推等一类手法则较柔和，轻重适宜，缓急恰当，能调阴阳、和气血、活经络，调理脏腑功能，因而具有补益身体、扶助正气的作用。当然，这是指在同一穴位上操作相比较而言。同一种手法对不同年龄和体质的小儿，对不同穴位也可产生补泻不同的效应，如对新生儿若用 5～6 岁儿童推法的施术力度，即可产生泻法作用。再如用同一力度施推法于同一人的两个不同穴位，则可有补泻之别，譬如旋推脾经，谓补脾经，能健脾助运；从大椎穴向龟尾施重推脊法，可退热祛散外邪，属于泻法。因此，手法补泻作用不仅与手法刺激的强弱、力量大小有关，同时还与穴位本身的作用有一定关系。

（二）手法操作方向

小儿推拿特定穴的设定是小儿推拿学的特点之一，这些穴位还以操作的特定方向决定补泻作用。临证时常根据穴位点、线、面状分布的形态特点，采用直线或旋转方向不同的操作手法。《小儿推拿学概要》指出："推法中分补（由指尖向指根推）、泻（由指根向指尖推）及平补平泻（来回推，又称清）三种。因其方向不同，故应用亦异。"

对于普通经穴的推拿操作，如中脘、三阴交等，其补泻操作皆以顺经脉走行方向推法为补，逆经脉走行方向推法为泻，顺逆方向交替施推法属平补平泻。旋转方向的手法操作，见于揉、运、摩等手法，有关推拿补泻的左与右旋转规定，各书论述不一。据临床观察，某些穴位施以旋转手法操作的补与泻作用差异不甚明显，但是，腹部的摩腹、揉中脘、揉神阙等，运用旋转补泻手法操作的作用则较明显。目前，临床多以顺时针方向（右）旋转操作为补法，逆时针方向（左）旋转操作为泻法。

（三）手法操作频率和次数

推拿手法在穴位上操作次数的多少和频率的快慢，也是实现手法补泻不同作用的方法之一。针对患儿机体虚实状况，施以适当的推拿手法操作次数和频率，能使疾病很快痊愈；反之，若操作次数少、时间短，达不到治疗量，必然影响治疗效果；而如果操作次数过多，频率过快，则并无益，甚或有害。一般来说，对年龄大，体质强，病属实证的患儿，手法操作次数宜多，频率较快；对年龄小，体质弱，病属虚证的患儿，则相对操作次数较少，频率也较慢。徐谦光《推拿三字经》提出："大三万，小三千，婴三百，加减良，分岁数，轻重当。"骆如龙《幼科推拿秘书》曰："一岁定须三百，二周六百何疑，月家赤子轻为之，寒火多寡再议。年逾二八长大，推拿费力支持……"目前临床一般认为，对1岁左右的患儿，使用推、揉、摩、运等较柔和的手法，一个穴位操作300次左右为宜。小儿年龄大，体质强，疾病重者，主穴操作次数相对要多一些；年龄小，身体弱者，配穴操作次数要少一些。一般掐、按、拿、搓、摇等手法，只需3~5次即可。总之，小儿推拿应在辨证分析的基础上，把握虚实，因人制宜，灵活掌握推拿操作次数和频率，才能提高临床疗效。

推拿手法的施术力度、速度、方向和次数以及穴位本身的作用等综合因素，是推拿手法产生补、泻或平补平泻效应的重要因素，必须全面掌握，灵活应用。《幼科推拿秘书》指出："法虽一定不易，变通总在人心，本缓标急重与轻，虚实参乎病症。"临证能恰当地把握补泻方法技巧，是获得满意临床疗效的重要方面。

四、小儿推拿手法练习方法

学习小儿推拿，除了要掌握有关医学理论知识外，最重要的是重视动手能力的培养与实践经验积累，其中包括手法基本功训练和临床实践操作。基本功训练非常重要，必须在人体穴位上相互操作，反复练习，仔细体会，逐步掌握手法的技巧，把握好手法刺激量、频率和节律，对各种手法的操作达到灵巧协调，柔中有刚，运用自如的程度。由于小儿经常不能配合操作，小儿推拿手法的练习必须保持认真、耐心的工作态度，注意加强与小儿的沟通，同时，还应注意操作部位的正确固定方法，从而能在临床操作时得心应手。虽然小儿推拿看起来比较容易，但手法应用的技巧性极高，临证要想做到得心应手，并非一日之功，必须认真学习和刻苦练习。

第二节　小儿推拿基本手法

由于小儿的生理病理特点，决定了小儿推拿手法必须做到轻快柔和，平稳着实，补泻分明。小儿推拿某些手法与成人推拿手法在名称、操作、动作要领等方面并无严格的区分，如揉法、摩法、捏脊法等，只是在手法运用时，其用力大小和刺激强度不一样，但有些手法基本只有在小儿推拿中应用，如运法、捣法等。本节将重点介绍推法、拿法、按法、摩法、掐法、揉法、运法、搓法、摇法、捏法、挤捏法、捣法、擦法等13种常用手法。

推法

以拇指或食、中指的螺纹面着力，附着于患儿体表一定的部位或穴位上做单方向直线或旋转推动的一种手法，称推法。根据操作方向不同，可分为直推法、旋推法、分推法、合推法 4 种具体手法。

（一）操作方法

1. **直推法**　以拇指桡侧面或指面，或食中二指指面在穴位上做直线推动（图 7-1）。

2. **旋推法**　以拇指指面在穴位上做顺时针方向的旋转推动（图 7-2）。

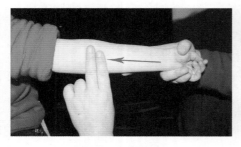

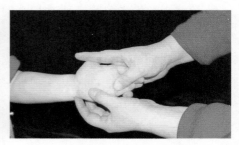

图 7-1　直推法　　　　　　　　　　　图 7-2　旋推法

3. **分推法**　用两手拇指桡侧面或指面，或食中二指指面自穴位中间向两旁推动，或做"∧"形推动称分推法，也称分法（图 7-3）。

4. 用两手拇指桡侧面或指面，或食中二指指面从穴位两端向中间推动，称合推法，也称合法（图 7-4）。

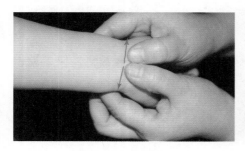

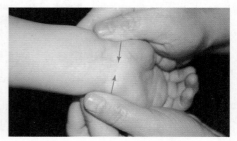

图 7-3　分推法　　　　　　　　　　　图 7-4　合推法

（二）操作要求

推法是小儿推拿常用手法，一般操作时都需要应用介质。推动时要有节律，频率大约每分钟 200～300 次；用力宜柔和均匀，始终如一；在某些穴位上推动的方向与补泻有关，应根据不同穴位和部位而定。

拿法

以拇指与食指、中指相对夹捏住一定部位或穴位处的肌筋，逐渐用力内收，并做一紧一松的拿捏动作的一种手法，称拿法。有"捏而提起谓之拿"的说法。

（一）操作方法

以单手或双手的拇指与食指、中指的螺纹面相对着力，稍用力内收，夹捏住一定部位或穴位处的肌筋，并做一紧一松、持续不断的提捏动作（图 7-5）。

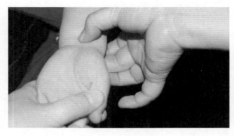

图 7-5　拿法

（二）操作要求

用力宜由轻而重，缓慢增加，动作柔和而灵活。操作时不可突然用力或使用暴力。拿法适用于颈项部、肩部、腹部、四肢部。

按法

以拇指或手掌在一定穴位或部位上逐渐向下用力按压的一种手法，称按法。

（一）操作方法

1. **拇指按法**　以拇指螺纹面或指端着力，吸定于患儿一定穴位或部位上，垂直用力，向下按压，持续一定的时间，按而留之（图 7-6）。

2. **中指按法**　以中指指端或螺纹面着力，吸定于患儿一定穴位上，垂直用力，向下按压（图 7-7）。余同拇指按法。

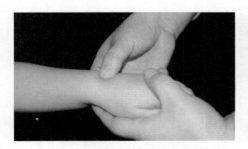

图 7-6　拇指按法

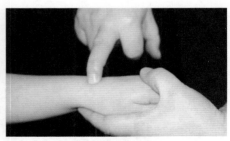

图 7-7　中指按法

3. **掌按法**　以手掌面着力，吸定于患儿需要治疗的部位上，垂直用力，向下按压（图7-8）。余同拇指按法。

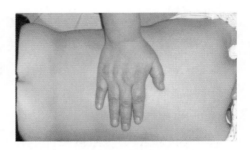

图7-8　掌按法

（二）操作要求

按压的方向要垂直向下，按压的力量要由轻到重，逐渐用力。掌按多用于胸腹部穴位。临床应用时拇、中指按法常和揉法配合应用。

摩法

以手掌面或食、中、无名指指面附着于一定穴位或部位上，以腕关节连同前臂做顺时针或逆时针方向环形移动摩擦的一种手法，称摩法。分为指摩法、掌摩法两种。

（一）操作方法

1. **指摩法**　食指、中指、无名指与小指并拢，指掌关节自然伸直，以指面着力，附着于患儿体表的一定穴位或部位上，前臂发力，通过腕关节做顺时针或逆时针方向环形摩动（图7-9）。

2. **掌摩法**　指掌自然伸直，以手指掌面着力，附着于患儿体表的一定部位上，前臂发力，通过腕关节做顺时针或逆时针方向环形摩动（图7-10）。

（二）操作要求

本法是小儿常用手法。多用于胸腹部穴位，操作时压力宜轻柔均匀，速度均匀协调，频率大约每分钟120～160次。

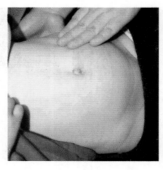
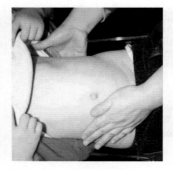

图7-9　指摩法　　　　　图7-10　掌摩法

掐法

以拇指指甲掐按一定的穴位或部位的一种手法，称掐法。

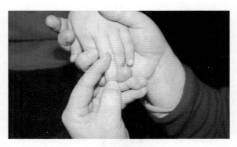

图 7-11　掐法

（一）操作方法

拇指伸直或屈曲约 90°，指腹紧贴在食指中节桡侧缘，以拇指指甲着力吸定于患儿需要治疗的部位或穴位上，逐渐用力进行切掐（图 7-11）。

（二）操作要求

掐法是刺激性较强的手法。掐按时要求逐渐用力，达深透为止，注意不要掐破皮肤，掐后宜轻揉局部，以缓解不适感。临床上常与揉法配合应用，称掐揉法。

揉法

以拇指面或中指面，或大鱼际，吸定于一定穴位或部位上，做顺时针或逆时针方向旋转揉动的一种手法，称揉法。根据着力部位不同可分为指揉法、鱼际揉法与掌根揉法。

（一）操作方法

1. **指揉法**　以拇指或中指指端着力，吸定于一定部位与穴位上，做轻柔和缓的环旋揉动，使该处皮下组织一起揉动（图 7-12，图 7-13）。

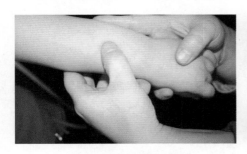

图 7-12　拇指揉法

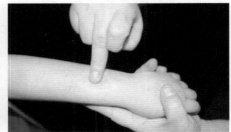

图 7-13　中指揉法

2. **鱼际揉法**　以大鱼际着力于一定施术部位上，前臂发力，通过腕关节带动着力部分在治疗部位上做轻柔和缓的环旋揉动，使该处皮下组织一起揉动（图7-14）。

3. **掌揉法**　以掌面着力，吸定于治疗部位上，前臂发力，带动腕部及着力部分连同前臂，做轻柔和缓、小幅度环旋揉动，使该处皮下组织一起揉动（图7-15）。

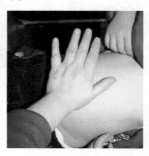 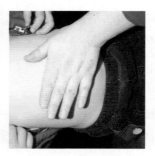

图7-14　鱼际揉法　　　　　图7-15　掌揉法

（二）操作要求

揉法也是小儿推拿常用手法，操作时压力宜轻柔而均匀，手指不要离开接触皮肤，使该处皮下组织随手指揉动一起做回旋揉动，不要在皮肤上摩擦，频率每分钟约200～300次。

运法

以拇指面或中指面在一定穴位或部位上做弧形或环形移动的一种手法，称运法。

（一）操作方法

以一手托握住患儿手臂，另一手以拇指或中指螺纹面着力，轻附在患儿治疗部位或穴位上，做弧形或环形运动（图7-16，图7-17）。

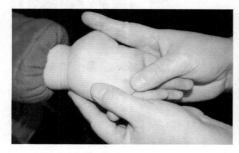 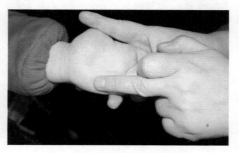

图7-16　拇指运法　　　　　图7-17　中指运法

（二）操作要求

运法宜轻不宜重，宜缓不宜急，要在体表环绕摩擦移动，不带动皮下肌肉组织，频率一般宜每分钟 80～120 次。

搓法

以双手掌侧对称性夹住患儿肢体的一定部位，相对用力快速搓揉的一种手法，称搓法（图 7-18）。

（一）操作方法

患儿坐位，以双手指掌面着力，相对用力夹住患儿肢体做方向相反的快速搓揉。

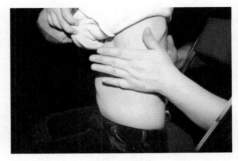

图 7-18　搓法

（二）操作要求

用力宜对称均匀，柔和适中。搓动要快，移动要慢。搓法主要用于胁肋部，也可用于四肢部。

摇法

使关节做被动环转运动，称摇法。包括颈项部、全身四肢关节摇法。

（一）操作方法

术者用一手握住或扶住关节近端肢体，另一手握住关节远端肢体，做缓和的环形旋转运动。做颈项部被动环转运动称颈项部摇法，依次有肩、腕、髋、踝等关节摇法（图 7-19，图 7-20）。

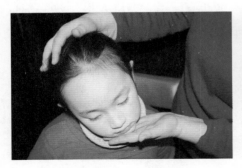

图 7-19　颈部摇法

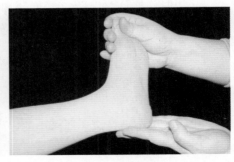

图 7-20　踝部摇法

（二）操作要求

动作要缓和，用力要平稳、得当，以轻缓为宜，两手配合要协调。摇动的幅度和方向要在生理许可范围内。

捏法

以单手或双手的拇指与食指、中指两指或拇指与四指的指面做对称性着力，夹持住患儿的肌肤或肢体相对用力挤压并一紧一松逐渐移动的一种手法，称捏法。

（一）操作方法

1. 用拇指桡侧缘抵住皮肤，食、中指前按，三指同时用力提拿皮肤，双手交替捻动向前（图 7-21 ①）。

2. 食指屈曲，用食指中节桡侧抵住皮肤，拇指前按，两指同时用力提拿皮肤，双手交替捻动向前（图 7-21 ②）。

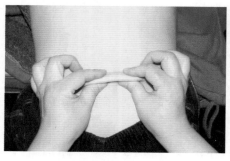

图 7-21 ①　捏法

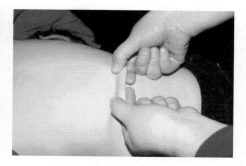

图 7-21 ②　捏法

（二）操作要求

操作时，捏起皮肤多少及提拿用力大小宜适当。捏得太紧，不容易向前捻动推进，捏少了则不容易提起皮肤，捻动向前时，需做直线移动，不可歪斜。

挤捏法

用两手拇指、食指捏住选定部位皮肤，两手相对用力挤捏，称挤捏法。

（一）操作方法

患儿平卧或坐位，术者用双手拇、食指着力于所选定的部位、穴位上，然后将其皮肤捏起，四指齐力向相对中心方向快速挤捏，一挤一松，反复操作，使局部皮肤出现红紫或深紫为度（图 7-22）。

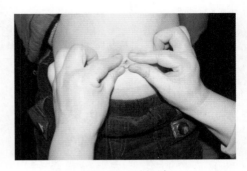

图 7-22　挤捏法

（二）操作要求

1. 动作要熟练、灵活。

2. 两手腕放松、端平，两手指尖相对，相距约 1cm。

3. 每个穴位或部位挤捏 1～3 次。

捣法

以中指端或食指、中指屈曲的指间关节部着力，有节律地叩击穴位的一种手法，称捣法（图 7-23 ①，图 7-23 ②）。

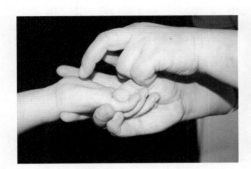

图 7-23 ①　捣法

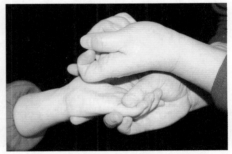

图 7-23 ②　捣法

（一）操作方法

患儿坐位，以一手握住患儿食指、中指、无名指与小指，使手掌向上，以另一手中指的指端或食指、中指屈曲后的第 1 指间关节突起部着力，前臂主动运动，通过腕关节的屈伸运动，带动着力部分做有节律的叩击。

（二）操作要求

捣法适用于小天心穴。捣击时取穴要准确，发力要稳，一般叩击 5～20 次左右。

擦法

以手在患儿体表做直线往返摩擦运动的一种手法，称擦法。分为掌擦法、大鱼际擦法、指擦法等。

（一）操作方法

以拇指或食指、中指、无名指的指面、手掌面、大鱼际、小鱼际部着力，附着于一定部位或特定穴。通过上臂前后摆动，带动肘关节的屈伸运动和着力部分在患儿体表做直线往返摩擦运动，使之产生一定热量（图 7-24）。

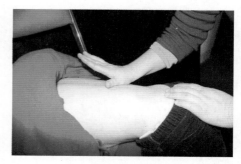

图 7-24　擦法

（二）操作要求

做擦法时，要涂上一定的介质，不可擦破皮肤。掌擦法多用于肩背部、胸胁部；大鱼际擦法多用于四肢部；指擦法多用于头面、四肢和穴位部位等。

第三节　小儿推拿复式手法

小儿推拿手法中，还有一些具有特定姿势、名称和主治功用的手法，称复式手法。这些手法在文献中有的称作"大手法""大手术""复合手法"等。复式手法常是几种手法的操作组合，按照一定顺序，在 1 个或几个穴位上连续施术，一般为小儿推拿所特有，由历代传承而来。现就其常见内容介绍如下。

黄蜂入洞

部位　鼻部。

操作步骤　一手固定患儿头部，另一手用食、中指端轻入患儿鼻孔内或在其下做上下揉动（图 7-25）

应用 发汗通气，开窍祛风。

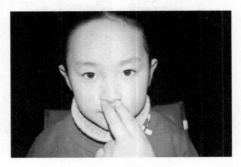

图 7-25 黄蜂入洞

双凤展翅

部位 两耳及头面部。

操作步骤 双手食、中指分别夹住患儿两耳，上提 3～5 次后，再分别按揉眉心、太阳、听会、牙关、人中、承浆等穴，各 10～20 下（图 7-26 ①，图 7-26 ②）。

应用 温肺散寒。

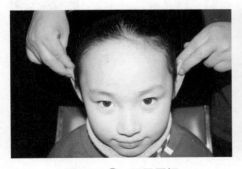

图 7-26 ① 双凤展翅

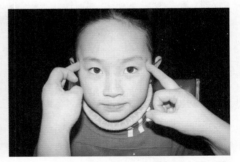

图 7-26 ② 双凤展翅

揉耳摇头

部位 两耳垂和头。

操作步骤 双手拇、食指指腹分别相对用力捻揉患儿两耳垂后，再捧其头左右摇之。揉 20～30 下，摇 10～20 下（图 7-27 ①，图 7-27 ②）。

应用 镇惊，和气血。

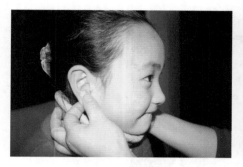 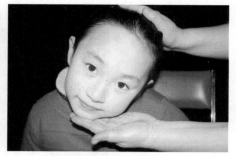

图 7-27 ①　揉耳摇头　　　　　　图 7-27 ②　揉耳摇头

猿猴摘果

部位　两耳尖和两耳垂。

操作步骤　以双手食、中指侧面分别夹住患儿两耳尖向上提 10～20 下，再捏两耳垂向下扯 10～20 下，如猿猴摘果状（图 7-28 ①，图 7-28 ②）。

应用　行气化痰，镇惊安神。

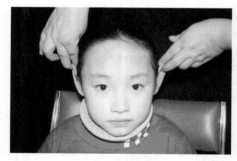 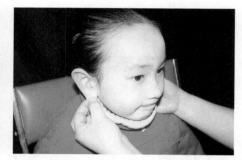

图 7-28 ①　猿猴摘果　　　　　　图 7-28 ②　猿猴摘果

丹凤摇尾

部位　掌内、外中心及中指端。

操作步骤　以一手拇、食指按捏内、外劳宫，再用另一手拇指指甲先掐患儿中指端，再摇动其中指，各 10～20 下（图 7-29 ①，图 7-29 ②）。

应用　和气血，镇惊。

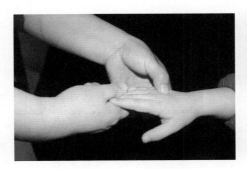

图 7-29 ①　丹凤摇尾

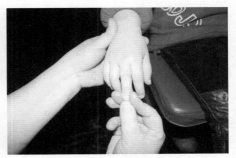

图 7-29 ②　丹凤摇尾

老汉扳缯

部位　拇指本节及其内侧面。

操作步骤　一手拇指掐住患儿拇指根处，另一手掐捏脾经，并摇动其拇指 20 ~ 40 下（图 7-30）。

应用　健脾消食。

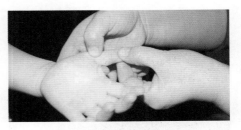

图 7-30　老汉扳缯

天门入虎口

部位　拇指内侧端至虎口。

操作步骤　一手托患儿掌背，另一手食、中指夹住患儿四指根部，用另一手拇指指腹着力推之，继揉板门穴 30 ~ 60 次（图 7-31 ①，图 7-31 ②）。

应用　温经散寒，止吐泻。

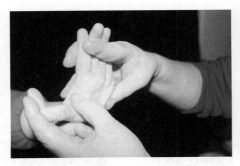

图 7-31 ①　天门入虎口

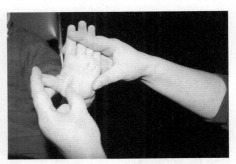

图 7-31 ②　天门入虎口

凤凰单展翅

部位　腕部与掌部。

操作步骤　一手捏患儿腕部，另一手拿捏内、外劳宫摇动 10～20 下（图 7-32）。

应用　顺气和血，温经补虚。

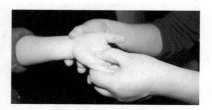

图 7-32　凤凰单展翅

孤雁游飞

部位　桡骨上缘、尺骨下缘、掌心和拇指内侧面。

操作步骤　一手拇指自患儿脾经开始，经腕下、三关、六腑、内劳宫还转至脾经为 1 遍，推 10～20 遍（图 7-33 ①，图 7-33 ②）。

应用　和气血，消肿胀。

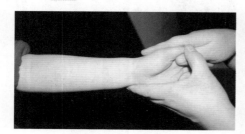

图 7-33 ①　孤雁游飞

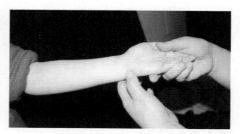

图 7-33 ②　孤雁游飞

引水上天河

部位　腕横纹中点至肘横纹中点。

操作步骤　将凉水滴于腕横纹处，用一手逐一拍打上至洪池穴，边拍打，边对之吹气，做 20～30 次，谓之引水上天河（图 7-34 ①，图 7-34 ②）。

应用　清火退热。

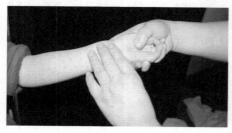

图 7-34 ①　引水上天河

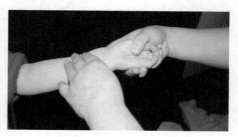

图 7-34 ②　引水上天河

打马过天河 ···○

部位　自掌心至洪池穴。

操作步骤　先用一手拇指指腹揉内劳宫后，再以食、中指并拢，用中、末节指腹着力，自内关经间使，循天河向上，一起一落弹打至洪池为1遍，打 10 ~ 20 遍。亦可用食、中二指由内关起，循天河弹至洪池穴（图7-35 ①，图 7-35 ②）。

应用　通经行气，利关节。

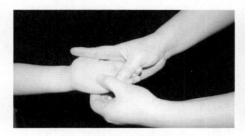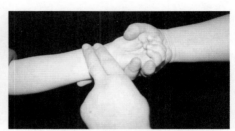

图 7-35 ①　打马过天河　　　　　　　图 7-35 ②　打马过天河

水底捞明月 ···○

部位　掌心劳宫穴及手掌尺侧

操作步骤　先用凉水滴于掌心内劳宫处，在掌心做旋推，边推边吹凉气（图 7-36 ①），然后由小指根推运起，经手掌尺侧、掌小横纹、小天心至内劳宫处，边推边吹凉气（图 7-36 ②）。

应用　清热凉血。

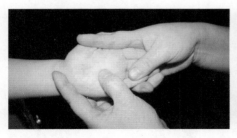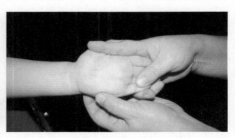

图 7-36 ①　水底捞明月　　　　　　　图 7-36 ②　水底捞明月

飞经走气

部位 自曲池至手指端。

操作步骤 先用一手拿住患儿一手四指不动，再以另一手四指，自曲池起往下按之、跳之，至总筋处数次。然后一手拿住患儿阴池、阳池二穴，另一手将患儿一手四指向上往下，一屈一伸，连续 20 ~ 50 次（图 7-37）。

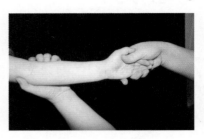

图 7-37 飞经走气

应用 行一身之气，清肺化痰。

飞金走气

部位 前臂内侧中线，由掌心至肘弯中。

操作步骤 滴冷水于内劳宫处，用食、中指引水上天河，复用口吹气，跟水上行。一般做 20 ~ 40 次（图 7-38 ①，图 7-38 ②）。

应用 清热泻火。

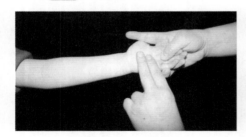

图 7-38 ① 飞金走气

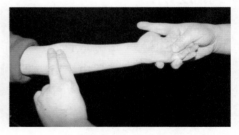

图 7-38 ② 飞金走气

摇抖肘

部位 手和肘关节处。

操作步骤 先用一手拇、食指托住患儿肘部，再以另一手拇、食指叉入其虎口，同时用中指按定天门穴，然后屈患儿手，上下摇之，摇 20 ~ 30 下（图 7-39）。

应用 顺气活血，通经活络。

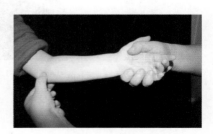

图 7-39 摇抖肘

苍龙摆尾

部位　手及肘部。

操作步骤　一手托患儿肘部，另一手拿患儿食、中、无名、小指，左右摆动，如摆尾状，摆 20 ~ 30 下（图 7-40）。

应用　开胸，退热，通便。

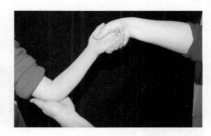

图 7-40　苍龙摆尾

乌龙摆尾

部位　肘关节和小指处。

操作步骤　一手拿住患儿肘部，另一手拿患儿小指摇动，摇 20 ~ 30 下（图 7-41）。

应用　开闭塞，通二便。

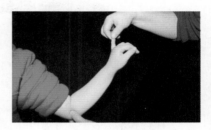

图 7-41　乌龙摆尾

双龙摆尾

部位　肘关节与食指、小指。

操作步骤　医者一手托患儿肘部，另一手拿患儿食指、小指，并左右摇动如摆尾状，摇 20 ~ 30 下（图 7-42 ①，图 7-42 ②）。

应用　开胸，退热，通便。

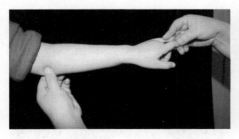

图 7-42 ①　双龙摆尾

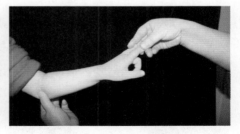

图 7-42 ②　双龙摆尾

二龙戏珠

部位　前臂之正面。

操作步骤　患儿掌心向上、前臂伸直，医者左手托住其前臂，右手食、中指自患儿总筋穴起，交互向上点按，直至洪池穴为 1 遍，按 20～30 遍（图 7-43 ①，图 7-43 ②）。

应用 调气和血，镇惊止搐。

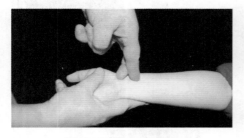

图 7-43 ① 二龙戏珠

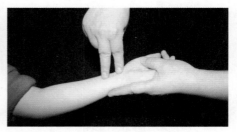

图 7-43 ② 二龙戏珠

赤凤点头

部位 手中指及肘部。

操作步骤 一手拿患儿肘部，另一手拿患儿中指上下摇之，如赤凤点头状，摇 20～30 下（图 7-44）。

应用 通关顺气，补血宁心。

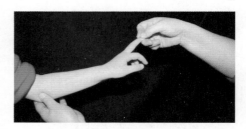

图 7-44 赤凤点头

凤凰展翅

部位 手腕部及手背部。

操作步骤 两手拇指指甲掐患儿精宁、威灵二穴，两手食、中指夹住患儿腕部上下摇动，如凤凰展翅状，摇 20～50 下（图 7-45 ①，图 7-45 ②）。

应用 温肺消胀，镇惊安神，除噎膈。

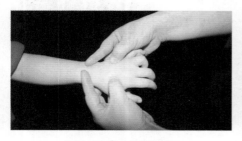

图 7-45 ① 凤凰展翅

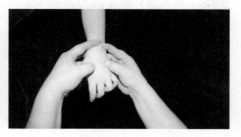

图 7-45 ② 凤凰展翅

按弦走搓摩

部位　两胁至两肚角。

操作步骤　令人抱患儿于怀中，将患儿两手交叉搭在两肩上，医者两手五指伸直并拢，自患儿两胁搓摩至肚角处。手要贴紧皮肤如按弦状，搓摩 50～100 遍（图 7-46）。

应用　顺气化痰，除胸闷，开积聚。

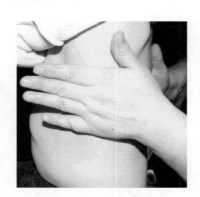

图 7-46　按弦走搓摩

揉脐及龟尾并擦七节骨

部位　肚脐及第 4 腰椎下至尾骨端。

操作步骤　患儿仰卧，医者一手揉脐，另一手揉龟尾，揉毕，再令患儿俯卧，自龟尾推至第 4 腰椎，为补；反之为泻。做 40～80 次。

应用　补法能温阳止泻；泻法能泄热通便。

老虎吞食

部位　足跟仆参穴或昆仑穴处。

操作步骤　在足跟仆参或昆仑穴处，隔绢帕咬之，咬力不可过猛，以苏醒为度。或用食中指拿之（图 7-47 ①，图 7-47 ②）。

应用　开窍醒神，镇惊安神。

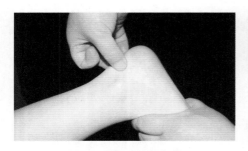

图 7-47 ① 老虎吞食

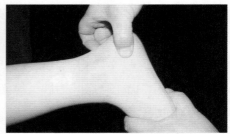

图 7-47 ② 老虎吞食

按肩井

部位 手食指、无名指及肩部。

操作步骤 一手中指掐按患儿肩井穴，再以另一手紧拿患儿食指、无名指，使其上肢伸直并旋摇之，摇20 ~ 30 下（图 7-48）。

应用 通一身之气血。诸证推毕均宜用此法收之，亦称总收法。

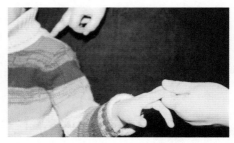

图 7-48 按肩井

第八章

小儿推拿
须知

第一节　小儿推拿治病与保健特点

1. **年龄特点**　小儿推拿以 5 岁以下的小儿效果较好，对婴幼儿尤为适宜。但实际临床推拿治疗的年龄在 14 岁以下的仍占相当部分，对较大年龄儿童推拿施术，常需结合成人推拿手法。

2. **操作顺序**　小儿推拿操作常按一定顺序进行，一般先头面，次上肢，再胸腹、腰背，最后是下肢；此外应先推主穴，再推配穴。上肢部穴位，不分男女，可根据习惯与操作方便情况选择推拿左手或推拿右手，一般病证单侧施术即可。有时可根据病情轻重缓急或患儿体位，确定推拿施术先后顺序，如脾虚泄泻可先推上肢主穴，补脾土、补大肠等，后推腰背部配穴，推上七节骨、揉龟尾等；胃热呕吐，可先推颈项部主穴天柱骨，后推上肢配穴揉板门、清大肠等。又如在治疗时，哭闹的小儿已熟睡，可先予摩腹，以免醒时哭闹，腹肌紧张，影响操作和治疗效果。总之，治疗时应根据具体情况灵活掌握操作顺序。

3. **操作时间、次数**　小儿推拿操作的时间，应根据患儿年龄的大小、体质的强弱、疾病的缓急和病情的轻重以及所用手法的特性等因素而定。推拿治疗次数通常每日 1 次，对急性热病等高热情况，可每日 2 次，慢性病证也可隔日 1 次。推拿治疗的时间每次约 15～20 分钟，亦可根据具体情况灵活掌握。临床推拿时，一般以推法、揉法的操作次数为多，而摩法操作时间较长，掐法操作则应重、快、少，掐后常继以揉法操作，且通常放在治疗最后使用。按法和拿法单独运用次数极少，临床常和揉法、捏法配合应用。

4. **用穴特点**　小儿推拿用穴，除一些常用的十四经穴和经外奇穴与成人相同外，大多数为小儿推拿特定穴。这些穴位形态呈"点""线""面"状，多分布在两肘关节以下和头面部，并以两手居多。

此外，根据小儿生理病理特点，小儿推拿保健和治疗手法与成人推拿有所不同，手法操作特别强调的是轻柔、均匀、平稳、着实。施术时均需借助一定的介质，以滑润皮肤，增强疗效。

由于小儿脏腑娇嫩，抵抗能力较差，外易为六淫所侵，内易被饮食所伤，疾病以外感和饮食内伤居多，在推拿治疗上常以解表、清热、健脾、消导等法为多。此外，小儿病情变化迅速，一旦患病，则邪气易实而正气易虚。实证往往可迅速转化为虚证，或者出现虚实并见、错综复杂的证候。临诊时必须审慎果断，治疗恰当及时，必要时应采取综合治疗措施。

第二节　小儿推拿治则

治则，即治疗疾病的基本原则，是在中医学整体观念和辨证论治的基本理论指导下制定的，对临床立法、处方、推拿施术具有普遍指导意义。治则不同于具体的治疗方法，任何治疗方法都从属于或体现出一定的治疗原则。如扶正与祛邪是中医治疗虚证和实证的基本原则，凡补脾益气、温肾助阳、健脾养血等具体治疗方法皆为扶正的原则；而清热、化痰、祛风、活血等具体治疗方法皆属于祛邪的原则。

疾病的证候表现多种多样，病理变化极为复杂，病变过程有轻重缓急，而不同的时间、地点，不同的个体对病情变化与转归也会产生不同的影响。因此，必须善于从复杂多变的疾病现象中，抓住病变本质，治病求本；根据疾病邪正斗争产生的虚实变化，扶正祛邪；按照阴阳失调的病理变化情况，调整阴阳；针对病变个体和发病的时间、地点不同，因人、因时、因地制宜。这些中医治疗学的重要原则，对小儿推拿治病与保健同样具有重要指导意义。

1. **治病求本**　"治病必求其本"是中医辨证施治的基本原则之一，是指寻找出疾病的根本原因，了解疾病的本质，针对根本原因进行治疗。"本"和"标"是相对的概念，二者有多种含义，用以说明病变过程中各种矛盾的主次关系。就邪正双方来说，正气为本，邪气为标；对病因与症状来说，病因是本，症状是标；从疾病先后来说，旧病、原发病为本，新病、继发病是标。

任何疾病的发生、发展，总是通过若干症状显示出来的，但这些症状只是疾病的现象，并不是疾病的本质，只有在充分地了解疾病的各个方面，包括症状在内的全部情况，在中医学基本理论指导下，综合分析，才能透过现象看到本质，找到疾病的根本原因，从而制订恰当的治疗方法，才能取得满意的疗效。这就是"治病必求于本"的意义所在。

临床运用治病求本的治疗原则，既有原则性，也有灵活性。在复杂多变的病证中，常有标本主次的不同，因而在治疗上就应有先后缓急的区别。在治病求本的原则下，如果某些情况标病甚急，如不及时解决，可危及生命或影响疾病的治疗，则应采取"急则治标，缓则治本"的法则，先治标病，后治本病。若标本并重，则应标本同治。然而，标本缓急的最终目的还在于抓住疾病的主要矛盾，治病求本。

2. **扶正与祛邪**　所谓扶正，即扶助正气，提高机体抗病能力；祛邪，即祛除病邪，使邪去则正安。疾病过程，从邪正关系来说，是正气与邪气矛盾双方相互斗争的过程。邪正斗争的胜负决定着疾病的进退，邪胜于正则病进，正胜于邪则病退。因而治疗疾病就是要扶助正气，祛除邪气，从而改变邪正双方的力量对比，使之有利于疾病向痊愈方向转化。所以，扶正祛邪也是疾病治疗的一个重要法则。扶正多用补虚的方法，祛邪多用泻实的方法。二者虽然方法不同，但临床使用上常相互为用，相辅相成。临证常根据邪正矛盾斗争的地位，权衡扶正与祛邪的先后主次。

3. **调整阴阳**　疾病的发生，从根本意义上说是阴阳的相对平衡状态遭到破坏，出现偏盛偏衰的结果。所以，调整阴阳，补偏救弊，恢复阴阳的相对平衡，也是中医临床治疗的基本原则之一，对指导推拿治疗具有重要意义。临证治疗时，主要是对于阴或阳一方的有余偏盛施以"损其有余"的方法，对于阴或阳一方的虚损不足施以"补其不足"的方法。

阴阳是辨证的总纲，因而疾病的各种病理变化亦均可用阴阳失调加以概括。凡表里出入、上下升降、寒热进退、邪正虚实，以及营卫不调、气血失和等，无不属于阴阳失调的具体表现。而在治疗上，解表攻里、越上引下、升清降浊、寒热温清、虚实补泻，以及调和营卫、调理气血等治疗方法，都属于调整阴阳的具体应用。

4. **因时、因地、因人制宜**　因时、因地、因人制宜简称"三因制宜"，是指治疗疾病要根据季节时令、地域环境以及人体的体质、年龄等不同，而制订适宜的治疗方法。其中，因人制宜是指治病时不能孤立地看病证，还应考虑不同的个体特点；因时、因地制宜则强调了自然环境对人体的影响。由于疾病的发生、发展与转归受多方因素的影响，在推拿临床中，必须把这些因素考虑进去，以制订相对适宜的治疗方法，才能取得较好的治疗效果。如患儿体质强，操作部位在腰臀四肢肌肉发达处，病变部位较深层等，操作手法刺激量相对宜大；患儿体质弱，操作部位在头面胸腹等处，病变部位较浅层者，操作手法刺激量相对宜小。

第三节　小儿推拿处方

小儿推拿处方由推拿手法、穴位、操作方法（时间和次数）等组成。处方的确立主要是根据患儿的病情、年龄、体质等情况，通过四诊合参，辨证分析，在确立治则治法的基础上拟定。

1. **小儿推拿处方内容表示法**　在临床病历书写时，小儿推拿处方用名要用推拿法表示，就是将手法名称和穴位名称结合描述。如太阳穴用揉法，称"揉太阳"；四缝穴用掐法，称"掐四缝"；中脘穴用揉法，称"揉中脘"。推拿法还包括手法的补泻操作形式，如用补法推脾经即称"补脾经"，用清法推脾经则谓"清脾经"。如果描述为"推脾经"，实则涵盖了补、清、平补平泻脾经三方面的意义，处方上就不甚明确了。还有一些穴位如六腑，处方用名常为"退六腑"，直接涵盖了穴位名称与手法操作的形式；"推下七节骨""推上三关"等则直接体现手法在穴位上的操作方向。复式操作手法，一般要按照复式操作法规定的名称书写，如打马过天河、赤凤点头等。

此外，在推拿处方上，要注明每个穴位的操作次数或时间，如推三关150次、摩腹3分钟、捏脊5遍、掐揉五指节3次等。

2. **处方的组成**　小儿推拿处方的组成，并不是简单地将作用类似的手法和穴位进行罗列，而是在辨证立法基础上，根据病情需要，按照一定的组方原则，选择恰当的穴位和手法配合而成的。骆如龙在《幼科推拿秘书》中指出："盖穴有君臣，推有缓急，用数穴中有一穴为主者，而一穴君也，众穴臣也。相为表里而相济者也。"因而，小儿推拿处方穴位应分为主穴与配穴。主穴一般有 1~3 个，是针对疾病的主证，起主要治疗作用的穴位。配穴的意义：一是加强主穴的作用；二是制约和控制主穴作用的不利因素；三是协助主穴治疗一些兼证，以提高总体治疗效果。

第四节　小儿推拿禁忌证

小儿推拿属外治疗法，具有简便、舒适、有效、相对安全和无毒副作用的特点，其治疗范围较广，疗效显著，易为患儿及家长所接受。但也必须了解和掌握有关禁忌证，以免不必要的意外发生。

1. 某些急性传染病不适合推拿疗法，如猩红热、水痘、肝炎、肺结核等。

2. 各种恶性肿瘤的局部应避免推拿施术。

3. 对出血性疾病如白血病、再生障碍性贫血等患者，以及正在出血和内出血的部位，应禁用推拿疗法。

4. 骨与关节结核和化脓性关节炎局部应避免推拿。

5. 烧、烫伤和皮肤破损未修复的局部禁施推拿。

6. 各种皮肤病患处不宜推拿施术。

7. 骨折早期未愈合的局部和截瘫患者初期阶段，不适用推拿疗法。

8. 极度虚弱及危重病患者和患有严重的心、肝、肾脏疾病患者，不适用推拿疗法。

9. 对诊断不明确的急性病证，一般应首先明确诊断，确定治疗方案。

第五节　小儿推拿注意事项

1. 小儿推拿操作前，一般应准备和使用各种推拿介质及消毒清洁用品。

2. 小儿肌肤柔嫩，推拿操作者应保持两手清洁，指甲修剪要圆润，防止操作时损伤小儿皮肤。

3. 术者在操作治疗过程中，要态度认真和蔼，耐心细致，随时观察小儿反应。

4. 天气寒冷时，操作者要保持两手温暖，搓热双手后再操作施术，以免患儿因不良刺激产生惊惧，影响治疗。

5. 对小儿推拿操作施术，一般应先用柔和的手法，争取患儿配合，然后再按处方要求治疗。

6. 治疗室内环境应安静舒适，干净整洁，空气流通，光线柔和，温度适宜，尽量减少闲杂人员走动。

7. 对于惊厥患儿，经治疗施术后，如症状仍不减轻，一方面应注意保持其侧卧位，使呼吸道通畅，防止窒息发生；另一方面要及时请有关科室会诊，采取综合措施，以免贻误病情。

8. 每推拿治疗完一个患儿后，术者要认真清洗双手，保持清洁，避免交叉感染发生。

第六节　小儿推拿介质

推拿介质系指在推拿施术部位和穴位的皮肤上涂敷的不同剂型的、对推拿施术和治疗起辅助作用的物质，也称推拿递质。

推拿介质的使用一般有 3 种意义：一是借助和发挥药物的作用，增强推拿治疗效果，如风寒感冒常用葱汁作介质，可以增强散寒解表的作用。二是润滑保护患者皮肤，防止损伤皮肤，如小儿推拿常用滑石粉作介质。三是便于手法操作，提高手法的作用。推拿介质的选用，干、湿、浓、淡、滑、涩宜适度，施术完毕一般无须立即洗净，应有一定的敷着渗透作用时间。常用介质一般有水剂、酊剂、油剂和粉剂 4 种。小儿推拿临床常用的介质有以下几种：

1. **滑石粉**　即医用滑石粉。有润滑皮肤的作用，从而减少皮肤摩擦，保护小儿皮肤。一年四季，各种病证均可使用，是小儿推拿临床最常用的一种介质。

2. **爽身粉** 即市售的爽身粉。作用与滑石粉相似，有润滑皮肤和吸水性强的特点，质量较好的爽身粉多可替代滑石粉应用。

3. **薄荷水** 为少量鲜薄荷叶捣烂后榨取的汁液，也可取 5% 薄荷脑 5g，加入 75% 乙醇溶液 100ml 配制而成。有辛凉解表、清暑退热和润滑皮肤作用。多于夏季选用，治疗外感风热、小儿夏季热或暑热所致的发热、咳嗽等病证。

4. **葱、姜水** 把生姜或葱白捣烂如泥状，取其汁液使用。葱、姜汁不仅能润滑皮肤，还有辛温发散作用，用作推拿介质有助于祛散外邪，多用于冬、春季节的感冒风寒表证。

5. **凉水** 即食用清洁凉水。有清凉退热、润滑皮肤的作用。为小儿推拿最常使用的介质之一，尤其适用于小儿外感发热。

6. **冬青膏** 由冬青油、薄荷脑、凡士林和少许麝香配制而成的外用药膏，具有温经散寒和润滑皮肤的作用，常用作小儿虚寒性腹泻推拿介质。

7. **麻油** 即食用麻油。有润滑除燥的作用，适合作小儿身体各部位推拿介质，如摩腹、揉脐、推脊等。使用刮法时，可用器具的光滑边缘（汤匙、铜钱等）蘸油，刮至皮下瘀血，常用于治疗痧气。

8. **鸡蛋清** 将鸡蛋凿一小洞，取其蛋清使用。另外，也可把鸡蛋清与白面和成面团，术者手捏面团在小儿的胸、腹、背部做搓摩滚动。有润滑皮肤、清热润肺、祛积消食的作用。蛋清是我国民间治疗小儿感冒、食积等疾患时经常用的一种介质。

9. **外用药酒** 根据病情需要，选用多种中药浸泡于高度白酒中，经数日后，取其浸出液使用。配方如：生麻黄 20g，桑枝 9g，防风 6g，白芷 6g，羌活 3g，独活 3g，豨莶草 9g，乌梢蛇 12g，全虫 3g，红花 15g，生川乌 9g。用上等白酒 1 500g 浸泡 2 周，取液备用。适合作小儿肺炎、小儿麻痹后遗症推拿的介质。

第九章

小儿常见疾病推拿治疗

第一节　发热

发热是指体温高于正常标准，为小儿疾病的常见症状之一。小儿具有"阳常有余，阴常不足"的生理病理特点，很多急、慢性疾病常有发热症状。

小儿发热临床可分为外感发热、食积发热、惊恐发热、阴虚发热等，其中以外感发热与食积发热最为常见。特别是某些急性传染病初期，多有不同程度发热，如麻疹、流行性乙型脑炎、丹痧、水痘等；另外，年幼体弱患儿，在发热性病程中常易出现兼证、变证，临证应加以注意。

推拿治疗小儿发热，疗效明显，尤其对小儿外感发热，可使患儿体温平稳下降至正常，取效迅捷。对其他原因导致的发热，小儿推拿同样也具有很好的治疗作用。

（一）病因病机

1. 外感发热　小儿脏腑娇嫩，形气未充，肌肤薄弱，卫外不固，抗邪能力不足，加之寒暖不知自调，当气候骤变，冷热失常，或看护不周时，外邪乘虚袭表，卫阳被郁而致外感发热。

2. 食积发热　小儿肠胃脆薄，且乳食不知自节。若恣食肥甘炙煿，乳食过饱，或饮食不节，损伤脾胃，运化失司而成积滞，积郁化热，外蒸于肌肤而发热。

3. 惊恐发热　小儿禀纯阳之体，心肝有余。若目触异物，耳闻异声，跌仆惊恐，引动肝经之火，令心气不宁，心火亢盛，也可导致发热。

4. 阴虚发热　小儿稚阴之体，阳常有余，阴常不足。若温邪久羁，或吐泻日久耗损，或过用温燥，或久病伤阴，致阴液亏损，阴不制阳，阳气偏胜而发热。

（二）临床表现

1. 外感发热　发热轻，恶寒重，头痛，无汗，鼻塞流清涕，喷嚏，喉痒，苔薄白，指纹鲜红者，为风寒；发热重，恶风，微汗出，鼻流黄浊涕，口干，咽痛，舌苔薄黄，指纹红紫者，为风热。

2. **食积发热**　发热午后为甚，腹壁手足心热，饮食减少，夜卧不宁，嗳腐吞酸，脘腹胀满疼痛拒按，便秘或泻下酸臭，唇红舌苔黄厚腻，脉滑数，指纹紫滞。

3. **惊恐发热**　发热不甚，或昼轻夜重，面色青黄，睡梦不安，甚则睡卧手足掣动，惊啼不宁，舌质红，苔薄黄，脉弦数，指纹青紫。

4. **阴虚发热**　午后夜间发热，盗汗，手足心热，形体瘦削，食欲减退，心烦少寐，舌质红，苔少或无苔，脉细数，指纹淡紫。

（三）推拿治疗

发热的治疗原则以清退发热为主。外感治以发散解表散邪；肺胃实热治以清泻里热，理气行滞；阴虚治以滋阴清热；气虚治以健脾益气除热。

1. **外感发热**

（1）治则：疏风解表，宣肺散寒，清热利咽。

（2）处方：开天门、推坎宫、运太阳、运耳后高骨、揉外劳宫各50次，清肺经、清天河水各200次。风热者，加揉大椎、揉曲池、揉合谷、揉外关各200次；风寒无汗者，加推三关、掐揉二扇门、推天柱骨、拿风池各200次。

（3）方义：开天门、推坎宫、运太阳、运耳后高骨、揉外劳宫，以疏风解表；清肺经、清天河水，以宣肺清热；风热，加揉大椎、揉曲池、揉合谷、揉外关，以清热解表；风寒无汗，加推三关、掐揉二扇门、推天柱骨、拿风池，以散寒解表。

（4）加减：高热者，加退六腑200次；咳嗽、痰鸣气急者，加揉膻中、揉肺俞各200次，运内八卦100次；痰多者，加揉丰隆200次；鼻塞者，加黄蜂入洞20次；咽痛者，加掐揉少商、拿合谷、清板门各200次；脘腹胀满，不思乳食，嗳酸呕吐者，加揉中脘、分腹阴阳、揉板门、推天柱骨各200次；惊惕不安，夜寐不宁，加清肝经、捣揉小天心、掐揉五指节各200次。

2. **食积发热**

（1）治则：清泄里热，行气消积。

（2）处方：清肺经、清胃经、清大肠、揉板门、运内八卦各200次，清天河水、退六腑、水底捞明月、揉天枢、摩腹各200次。

（3）方义：清肺经、清胃经，以清肺胃实热；清大肠、揉天枢，以调理大肠积滞、通腑泄热；清天河水、水底捞明月、退六腑，以清热除烦；揉板门、运内八卦、摩腹，以理气消食。

（4）加减：若大便干燥、难以排出者，加推下七节骨、顺时针摩腹、掐揉膊阳池各 200 次，搓摩胁肋 3 遍；夜寐不安者，加掐揉小天心、掐揉五指节各 200 次。

3. 惊恐发热

（1）治则：镇惊清热。

（2）处方：补肾经 200 次，清心经、清肝经各 100 次，推三关 300 次，清天河水 200 次。

（3）方义：补肾经，以安神定志；推三关，以调畅气机，使惊热外散；清心经、清肝经，以平心肝经气火；清天河水，清心火，安神志，以退惊热。

（4）加减：惊悸者，加捣揉小天心 200 次；便稀色绿者，加揉外劳宫 200 次。

4. 阴虚发热

（1）治则：益阴清热。

（2）处方：揉二马、补脾经、补肺经、补肾经、清天河水、按揉足三里、推擦涌泉、运内劳宫各 200 次。

（3）方义：揉二马、补肺经，以养肺益阴；清天河水、运内劳宫，以退虚热；补脾经、按揉足三里，以健脾补虚；补肾经、推擦涌泉，以育阴清热，引火归原。

（4）加减：自汗盗汗者，加揉肾顶、清心经各 200 次，捏脊 5 次；烦躁不安者，加清肝经、清心经、开天门、掐揉五指节、揉百会各 200 次。

（四）注意事项

1. 发热患儿应卧床休息，补充水分，保持体液充足。

2. 重视各种急性传染病的早期诊断，尤其要注意高热患儿出现频繁呕吐、烦躁不安或昏睡时，应及时采取中西医综合治疗措施。

3. 为提高退热效果，手法操作时亦可选用凉水、酒精、薄荷水等推拿介质。

（五）附录

1. 疗效评价　推拿对小儿发热有显著疗效，特别是对各种非感染性发热和大部分外感发热，可作为临床首选。也可作为各种感染性发热的重要辅助治疗方法。

2. 典型案例　付某，男，1岁。因夜间睡眠受凉，出现发热1天，体温39.8℃，哭闹拒食，伴咳嗽、流清涕。未见腹痛腹泻。诊为外感发热。施清天河水200次，退六腑150次，开天门60次，推坎宫60次，运太阳60次，拿风池30次。施术后，汗出热退，1次愈。

第二节　咳嗽

咳嗽是儿科常见的肺系病证，凡外邪袭肺，或内伤其他脏腑病变累及肺脏，均可引起咳嗽。临床常可分为外感咳嗽和内伤咳嗽，并以外感咳嗽为多见。

外感咳嗽一年四季均可发病，以冬春季节多见，3岁以下婴幼儿尤易罹患。内伤咳嗽见于多种小儿慢性疾病过程中。本节着重讨论以咳嗽为主症的外感风寒、风热及内伤肺脾病证。

（一）病因病机

1. 外感咳嗽　肺主气，司呼吸，开窍于鼻，外合皮毛，为一身之藩篱。而肺为娇脏，外邪侵袭，肺脏首当其冲。若风寒或风热之邪外袭，客于肌表，可致肺气郁闭，失于宣降，清肃失职，则肺气上逆，而为咳嗽。

2. 内伤咳嗽　素体虚弱，或久病体虚，肺之气阴耗伤，宣肃失职，则为咳嗽；或饮食失节，损伤脾胃，致脾失健运，痰湿内生，阻遏肺气，不得宣降，发为咳嗽。

总之，咳嗽病因虽有外感内伤之别，但其基本病机无论虚实，皆为肺失宣降，气逆之变。

（二）临床表现

1. 外感咳嗽

（1）风寒：咳嗽频作，痰白质稀，头身疼痛，咽痒声重，鼻流清涕，发热恶寒无汗，舌苔薄白，脉浮紧，指纹淡红。

（2）风热：咳嗽不爽，痰黄质稠，不易咳出，咽喉疼痛，鼻流浊涕，发热恶风，口渴，舌质红，苔薄黄，脉浮数，指纹鲜红或紫红。

2. 内伤咳嗽

（1）痰湿：咳嗽痰多，色白质稠，胸闷脘痞，呕恶纳呆，困倦身重，舌质淡，苔白腻，脉滑。

（2）肺虚：肺气虚，咳嗽声低无力，痰白质稀，面色㿠白，气短懒言，语声低微，畏寒自汗，舌质淡嫩、边有齿印，脉细无力。肺阴不足，干咳无痰或少痰，心烦口渴，咽干声嘶，手足心热，潮热盗汗，舌质红少苔，脉细数，指纹色紫。

（三）推拿治疗

咳嗽的治疗以宣降肺气为主。外感咳嗽，佐以疏风解表散邪；内伤痰湿，佐以燥湿化痰；伤于气阴者，佐以益气养阴。

1. 外感咳嗽

（1）风寒

1）治则：解表散寒，宣肺止咳。

2）处方：开天门、推坎宫、运太阳、运耳后高骨、推三关各200次，顺运内八卦100次，清肺经、揉小横纹、推揉膻中各200次，分推肩胛骨、揉乳旁、揉乳根、揉肺俞各100次。

3）方义：开天门、推坎宫、运太阳、运耳后高骨、推三关，以解表散寒；顺运内八卦、清肺经、揉小横纹、推揉膻中、分推肩胛骨、揉乳旁、揉乳根、揉肺俞，以宣肺化痰止咳。

4）加减：发热者，加清天河水200次；发热无汗、流清涕者，加揉迎香100次、拿风池100次。

（2）风热

1）治则：疏风清热，宣肺止咳。

2）处方：开天门、推坎宫、揉太阳、运耳后高骨各200次，清天河水、清肺经、推揉膻中、揉乳旁、揉乳根、揉肺俞各200次，运内八卦100次。

3）方义：开天门、推坎宫、揉太阳、运耳后高骨，以解表清热；清天河水、清肺经，以宣肺清热，疏风解表，化痰止咳；推揉膻中、揉乳旁、揉乳根，以宽胸理气，止咳化痰；揉肺俞、运内八卦，以宣肺化痰止咳。

4）加减：痰多喘咳者，加揉丰隆200次；呼吸痰鸣者，加推揉小横纹200次。

2. 内伤咳嗽

（1）痰湿

1）治则：健脾除湿，化痰止咳。

2）处方：补脾经、清肺经、揉脾俞、揉肺俞、摩中脘、按揉足三里各200次，按揉天突、推揉膻中、揉乳旁、揉乳根各200次，运内八卦100次。

3）方义：补脾经、揉脾俞、摩中脘、按揉足三里，以健脾和胃，除湿化痰；清肺经、揉肺俞，以清降肺气，化痰止咳；推揉膻中、按揉天突、揉乳旁、揉乳根、运内八卦，以宽胸理气，化痰止咳。

4）加减：腹泻者，加推补大肠、推上七节骨、揉龟尾；痰多者，加揉丰隆；久咳体虚者，加捏脊、补肾经。

（2）肺虚

1）治则：益气养阴，化痰止咳。

2）处方：补肺经、补肾经、推揉膻中、揉乳旁、揉乳根、按揉肺俞各200次，分推肩胛骨、运内八卦各100次，按揉天突200次。

3）方义：补肺经、补肾经，以补益肺肾，润肺止咳；推揉膻中、揉乳旁、揉乳根、按揉天突，以宽胸理气，化痰止咳；按揉肺俞、分推肩胛骨、运内八卦，以宣肺化痰止咳。

4）加减：气虚者，加补脾经；阴虚甚者，加揉二马；久咳体虚者，加捏脊；虚热者，加清天河水、推涌泉。

（四）注意事项

1. 推拿适用于各种以咳嗽为主要症状的疾病，对于各种肺内感染性疾病引起的咳嗽，应酌情结合中药方脉和其他药物治疗。

2. 注意保暖防寒，以防风寒侵袭，病情反复或加重。

（五）附录

1. 疗效评价　推拿治疗小儿外感咳嗽疗效显著，尤其对于服药困难的患儿可作为首选方法。对各种内伤疾病过程中的咳嗽症状，在辨证论治基础病的同时，推拿也具有很好的效果。

2. 典型案例

案1：李某，女，10个月。5天前因着凉引发咳嗽、鼻流清涕、发热、呼吸气粗，热退咳嗽未愈，逐日加重。不欲乳食，大便日1次。诊为风寒未尽，客于肺系，肺失宣肃，气逆咳嗽。施分推大横纹（分阴阳）、推三关各200次，顺运内八卦100次，补脾经300次，清肺经、揉小横纹、推揉膻中各200次，揉乳根、揉肺俞各100次。施术后，1次减轻，2次愈。

案2：石某，女，2岁4个月。洗澡后出现咳嗽，流清涕，夜间加重，口服止咳糖浆，效不佳。来诊时咳嗽不止，喉中痰鸣音，咽部略红，舌苔白，指纹淡红。诊为外感风寒咳嗽。施开天门、推坎宫、揉太阳、运耳后高骨、清肺经、揉膻中各200次，拿风池50次，揉乳旁、揉乳根、揉肺俞各100次。施术后咳嗽减少，1次好转，3次治愈。

第三节　　哮喘

哮喘是一种反复发作的痰鸣气喘病证，为小儿时期常见肺系疾病。临床以发作性哮鸣气促、呼气延长为特征，严重者不能平卧，呼吸困难，张口抬肩，口唇青紫。本病以春秋季节多见，常因气候骤变、寒温失宜，或因饮食失当、接触异物等而诱发。

西医学支气管哮喘和喘息性支气管炎等，可参照哮喘辨证论治。

《幼科发挥》说："小儿素有哮喘，遇天雨则发者……或有喘病，遇寒冷而发，发则连绵不已，发过如常，有时复发，此为宿疾，不可除也。"认识到本病有反复发作、不易根治的临床特点。

（一）病因病机

小儿哮喘的病因主要是外有诱因、内有伏痰两方面。诱因多为感受外邪，接触异物，饮食失宜。伏痰的产生与肺、脾、肾三脏不足有关。

1. **内因** 素体肺、脾、肾不足，卫表不固，痰湿内盛，宿痰内伏，是哮喘发作的主要内在因素。小儿脏腑娇嫩，且肺为娇脏，易被外邪所侵，不能正常宣发输布津液，则聚而成痰；脾常不足，运化失职，则聚湿生痰；肾气未充，不能化气行水，水气停聚，则凝聚成痰。故肺脾肾虚，内伏痰饮，形成哮喘反复发作的宿根。

2. **外因** 气候变化、接触异物或饮食失调，常是本病发作的诱发因素。气候骤变，寒热失调，外邪侵袭，或接触花粉、绒毛、尘埃等异物，引动伏痰，致肺失宣肃，肺气上逆，诱发哮喘。

内外合因，引动伏痰，以致痰随气升，气因痰阻，肺气壅滞，失于宣肃而发为哮喘。

（二）临床表现

1. **发作期** 起病多急，发作时间长短因人而异，少则数分钟，多则数日。通常辨证分为寒性和热性两类。

（1）寒性哮喘：初期多有咳嗽、鼻流清涕、咽痒不适等寒邪束表之候，继之哮喘发作，症见喉间哮鸣、喘促气急、痰少色白多沫，伴形寒无汗、口淡不渴、饮食乏味，睡眠欠安，大便尚调、有时溏薄，小便清长，面色白甚至晦滞而青，唇暗，舌质淡，舌苔薄白或厚白，脉浮紧有力。

（2）热性哮喘：起病可见频咳，鼻流浊涕、咽红等症。继而哮喘发作较急，胸闷气喘，呼气延长，声高息涌，吼鸣不已，痰黏色黄，烦躁身热，口渴汗出，乳食减少，睡眠不实，大便干，小便黄，面红唇燥，舌质红苔薄黄，脉数有力。

2. **缓解期** 发作经过一定时间，哮喘休止，邪气渐退，正气未复。此期主要以肺、脾、肾亏虚证候为突出表现。

（1）肺虚：喘嗽缓解，咳嗽以早晚明显，神疲乏力，自汗怕冷，四肢不温，舌质淡苔薄白，脉缓无力。

（2）脾虚：喘嗽痰多，日久不尽，活动时痰鸣辘辘，乳食减少，大便溏泻，形瘦倦怠，舌质淡嫩苔薄少，脉沉滑无力。

（3）肾虚：喘促气短，活动之后更为明显，日久不愈则见形体虚弱，懒言少动，腰膝酸软，神疲乏力，舌质淡苔薄白，脉虚无力。

（三）推拿治疗

小儿哮喘急性发作时，以邪实为主，治当辨寒热，祛邪以治其标。如病久兼虚者，应适当兼顾。缓解期以正虚为主，当辨脏腑气血之虚，扶正以固其本。

1. 发作期

（1）治则：祛邪、止哮、平喘。

（2）处方：清肺经、揉肺俞各200次，搓摩胁肋、推揉膻中各100次，揉天突200次，运内八卦100次，揉丰隆200次。

（3）方义：清肺经、揉肺俞，以宣肺化痰，降气平喘；搓摩胁肋、揉天突，以顺气化痰；推揉膻中、运内八卦、揉丰隆，以宽胸理气，化痰平喘。

（4）加减：发热者，加清天河水200次；鼻流清涕，形寒无汗者，加揉风池、揉外劳宫、揉二扇门、推三关各200次；咳痰黄稠，面赤烦躁，便秘尿赤者，加掐总筋、清大肠、退六腑各200次，推脊50次。

2. 缓解期

（1）治则：补肾、健脾、益肺。

（2）处方：推三关、揉外劳宫、揉天突各200次，补肺经、补脾经、补肾经、揉肺俞、揉脾俞、揉肾俞、揉足三里各200次。

（3）方义：推三关、揉外劳宫，温阳散寒；揉天突，降气止喘；补肺经、补脾经、揉肺俞、揉脾俞、揉足三里，健脾化痰止咳；补肾经、揉肾俞，温肾纳气平喘。

（四）注意事项

1. 推拿是用于小儿哮喘缓解期的重要方法，也可作为哮喘发作期综合措施的辅助治疗。

2. 患儿应加强营养调理，进行适宜的体育锻炼及户外活动，增强体质。

3. 在气候变化季节，注意保暖防寒，以防感冒诱发哮喘。

4. 哮喘持续状态时，应采取以药物等综合救治措施为主。

（五）附录

1. **疗效评价**　推拿有扶正祛邪之功，是治疗小儿哮喘的有效方法，尤其应重视其缓解期的扶正治本。

2. **典型案例** 龙某，女，6岁。4岁起反复咳嗽及喘息，清晨及夜间症状明显，活动及上呼吸道感染时加重。每次静脉滴注抗生素＋雾化吸入治疗1周左右，病情均可好转。1年前，于当地医院诊断为哮喘，因久治不愈来我处寻求推拿治疗。来诊时，一般状况可，夜间及清晨有咳喘气短，自汗畏寒，声音低微，舌苔白，脉缓无力。诊为哮喘（缓解期）。施推三关、揉外劳宫、揉天突各200次，加补肺经、补大肠、揉肺俞各100次，揉脾俞、揉肾俞、揉足三里各200次。施术3次后，清晨及夜间症状均有缓解，嘱其坚持每周推拿1～2次。半年后，共发作1次，较之前反复发作有明显改善。

第四节　泄泻

泄泻是以大便次数增多，粪质稀薄，甚或如水样为特征的一种小儿常见病证（尤其2岁以下小儿常见）。小儿脾胃薄弱，无论内伤乳食，感受外邪或是脾肾虚寒等，均可发生泄泻。本病一年四季皆可发生，以夏、秋季节发病者较多。不同季节发生的泄泻，证候表现有所不同。

本病发生后容易耗伤气液，甚者引起伤阴、伤阳或阴阳两伤的危重证候；迁延日久不愈，可见气阴两虚，导致小儿营养不良、生长发育迟缓，继发疳积等慢性病证。

泄泻在《黄帝内经》已有记载，有"飧泄""濡泻""溏泄""洞泄"等名称。《医宗必读》论述其病理变化认为："脾土强者，自能胜湿，无湿则不泄，故曰：湿多成五泄。"认为泄泻多由脾虚湿盛所致。现代中医学认为，小儿泄泻多由外感六淫，或内伤乳食，损伤脾胃，导致运化失常所致。故治疗多以调理脾胃，运脾除湿为主。

（一）病因病机

小儿泄泻发生的病因，以感受外邪、内伤饮食、脾胃虚弱者多见。其病变所在主要责之脾胃。因胃主受纳腐熟水谷，脾主运化水谷精微，若脾胃功能失调，则水谷不能化生精微，水反为湿，谷反为滞，清浊不分，合污而下，发为泄泻。

1. 感受外邪　小儿脏腑娇嫩，肌肤薄弱，冷暖不知自调，易被外邪所袭。若外感风、热、寒、暑之邪，常与湿邪相合，内扰脾胃，升降失调，发为泄泻，尤以夏秋之季感暑湿之邪者多见。另，脾喜燥恶湿，若感受湿邪，困遏脾阳，运化失司，发为泄泻。

2. 伤于乳食　小儿脾常不足，运化力弱，饮食不知自节，若喂养不当，饥饱无度，或恣食油腻生冷等，均可导致脾胃损伤，脾之运化失职，胃不能腐熟水谷，发为泄泻。

3. 脾胃虚弱　小儿先天禀赋不足，后天调护失宜，或久病迁延不愈，皆可导致脾胃虚弱。脾虚则健运失司，胃弱则不能熟腐水谷，水反为湿，谷反为滞，清浊不分，以致合污而下，发为脾虚泄泻。

（二）临床表现

1. 寒湿泻　大便清稀多沫，色淡不臭，肠鸣腹痛，面色淡白，口不渴，小便清长，苔白腻，脉濡，指纹色红。

2. 湿热泻　大便稀水样，或如蛋花汤样，或有黏液，或黄褐热臭，腹痛即泻，甚或急迫暴注，身热烦躁，口渴引饮，小便短黄，舌质红苔黄腻，脉滑数，指纹色紫。

3. 伤食泻　大便稀溏夹有奶瓣或不消化食物残渣，腹满胀痛，泻前哭闹，泻后痛减，矢气频频，大便酸秽腐臭，量多，嗳气纳呆，或呕吐酸馊，舌苔厚腻或黄垢，脉滑，指纹色紫。

4. 脾虚泻　久泻不愈，食后即泻，或反复泄泻，大便稀溏夹有奶瓣及不消化的食物残渣，时轻时重，食欲不振，面色萎黄，形体消瘦，舌质淡苔薄腻，脉濡。若泄泻日久，可损及肾阳，症见面色淡白，大便水样，次数频频，伴四肢不温，舌质淡苔白润，脉弱无力。甚至出现泄泻不止，完谷不化，四肢逆冷，脉微欲绝，神识昏糊等阳衰津脱之证。

（三）推拿治疗

小儿泄泻的治疗原则以调理脾胃、利湿止泻为主，并针对不同病因，分别采用疏风散邪、消食导滞、健脾益气或温补脾肾之法。

1. 寒湿泻

（1）治则：温中散寒，化湿止泻。

（2）处方：补脾经、补大肠、揉外劳宫、推三关、揉脐各 200 次，运土入水、清小肠各 100 次，揉龟尾、推上七节骨、按揉足三里各 200 次。

（3）方义：推三关、揉外劳宫，温阳散寒；补脾经、揉脐、按揉足三里，健脾运湿；补大肠、运土入水、清小肠、推上七节骨、揉龟尾，理中止泻。

（4）加减：腹痛、肠鸣重者，加揉一窝风 200 次、拿肚角 20 次；体虚者，加捏脊 3 遍；惊惕不安者，加清肝经 100 次、掐揉五指节各 200 次。

2. 湿热泻

（1）治则：清热利湿，调中止泻。

（2）处方：清补脾经、清胃经、清大肠、清小肠、清天河水、退六腑、揉天枢、揉龟尾各 200 次。

（3）方义：清脾胃经，以清中焦湿热；清大肠、揉天枢，以清利肠腑湿热积滞；清天河水、退六腑、清小肠，以清热利尿除湿；配补脾经、揉龟尾，以理肠止泻。

（4）加减：烦躁不安者，加清肝经、捣揉小天心各 200 次；呕吐者，加掐内关 60 次。

3. 伤食泻

（1）治则：消食导滞，运脾和中。

（2）处方：补脾经 200 次，清大肠 500 次，揉板门、运内八卦、揉中脘、摩腹、揉天枢、揉龟尾各 200 次，捏脊 3～5 遍。

（3）方义：补脾经、运内八卦、揉板门、揉中脘、摩腹，健脾和中，行滞消食；清大肠、揉天枢、捏脊，疏调肠腑积滞；配揉龟尾，理肠止泻。

（4）加减：呕吐者，加掐内关 100 次、推天柱骨 200 次；泻下秽臭者，加清脾经 200 次。

4. 脾虚泻

（1）治则：健脾益气，温阳止泻。

（2）处方：补脾经、推三关各 200 次，补大肠 300 次，清肝经、清小肠、运土入水各 100 次，摩腹、揉脐、揉龟尾、推上七节骨各 200 次，捏脊 3～5 遍。

（3）方义：补脾经、补大肠，健脾益气，固肠止泻；清肝经，以扶土抑木；运土入水、清小肠，利小便而实大便；推三关、摩腹、揉脐、捏脊，温阳补虚；推上七节骨、揉龟尾，以温阳止泻。

（4）加减：肾阳虚者，加补肾经、揉外劳宫各 200 次；腹胀者，加运内八卦 200 次；久泻不止者，加按揉百会 200 次。

（四）注意事项

1. 急性腹泻脱水者，除推拿外，宜配合液体疗法。

2. 泄泻期间，宜适当控制饮食，减轻胃肠道负担。

3. 严重呕吐者，宜暂禁食 4～6 小时，可饮用淡盐糖水，保证体液足够。腹泻好转后进食，应由稀到稠，由少到多。

4. 要保持清洁，勤换尿布，臀部保持皮肤干燥，防止发生红臀。

5. 如患儿面色苍白，小便极少或无尿，眼眶凹陷，呕吐频繁，饮食难进，精神萎靡等，宜同时采取综合救治措施。

（五）附录

1. **疗效评价**　推拿对小儿泄泻具有很好的治疗效果，可以作为临床首选治疗方法。

2. **典型案例**

案 1：李某，8 个月。腹泻便溏 3 天，日 10 余次，伴呕吐。就诊时脱水较重，输液困难，曾服抗生素药物 2 天未效。诊为脾虚食积泄泻。施补脾经、揉板门、运内八卦、推三关各 200 次，清补大肠各 300 次，清肝经、运土入水、清小肠各 100 次，摩腹、揉中脘、揉龟尾、推上七节骨各 200 次，捏脊 3 遍。1 次愈。

案 2：孙某，男，5 岁。近 2 日受凉后出现腹痛伴腹泻，每日大便 5～6 次，为清稀便，味不臭，夹有少量黏液，无脓血，伴轻微发热，口不渴，无呕吐，小便清长。舌质淡红，苔白腻，指纹淡红。诊为寒湿泄泻。施推三关、补脾经、补大肠、揉龟尾、推上七节骨各 200 次，揉外劳宫、揉脐、按揉足三里各 100 次，拿肚角 10 次，捏脊 6 次。施术 1 次后，大便减为 1 日 3 次，腹痛明显减轻。2 次痊愈。

第五节　腹痛

腹痛是小儿常见病证，然婴幼儿不能言语，腹痛时多表现为无故啼哭。《古今医统大全·幼幼汇集（中）·腹痛门》指出："小儿腹痛之病，诚为急切。凡初生二三个月及一周之内，多有腹痛之患。无故啼哭不已，或夜间啼哭之甚，多是腹痛之故。"引起小儿腹痛的原因很多，如《小儿药证直诀》中有积痛、虫痛、虚实腹痛之辨。本节所讨论的是针对儿科多见的无外科急腹症一类，以腹痛为主症的推拿治疗。

中医认为，小儿腹痛常见原因主要有感受寒邪、乳食积滞、虫积腹中、脾胃虚寒等。治疗总以调理气机，疏通经脉为主。

（一）病因病机

小儿脏腑薄弱，经脉未盛，且更易为内外邪扰。若脏腑经脉感受病邪，或为饮食所伤，或素体中阳不足，虚寒内生，经脉失于荣养，均可引起气机壅遏，经气运行不畅，发为疼痛之症。其中以寒实腹痛、食积腹痛为多见。

1. 感受寒邪　若气候寒冷，调护不当，腹部为风冷寒邪所侵，或过食生冷，腹部中寒，致寒邪搏结，经脉收引，气血凝滞，壅阻不通，发为寒实腹痛。

2. 乳食积滞　小儿脾常不足，运化力弱，且饮食又不能自节。若乳食不调，或暴饮暴食，或过食不易消化食物，更伤脾胃，以致升降失调，食积中焦，壅塞气机，胃肠传化失职，则积食胀满腹痛。如积滞不化，酿生湿热，或感受暑湿热邪，结聚胃肠，亦可致腑气不通而腹痛。

3. 虫积腹中　饮食不洁，感染蛔虫，寄生于肠道，因虫多扭结成团，或蛔入胆道，以致气机阻滞，不通则痛。

4. 脾胃虚寒　素体脾胃虚弱，脏腑虚冷，或久病脾虚，中阳不振，失于健运，寒湿内生，以致温煦失职，阴寒凝滞收引，发为虚寒腹痛。

（二）临床表现

1. 感寒腹痛　腹痛暴急，阵阵而作，哭叫不安，腹部柔软，得温则舒，遇冷加剧，面色青白，手足欠温，甚则唇色青暗，或兼大便清稀，小便清长，舌质淡苔薄白，指纹色红或沉伏不显。

2. **积食腹痛** 腹部胀满疼痛，按之痛甚，时时啼哭，夜卧不安，不思饮食，嗳腐食臭，或呕吐酸腐，矢气频作恶臭，腹泻或便秘，或腹痛欲泻，泻后痛减，舌苔厚腻，脉滑，指纹紫滞。

3. **虫积腹痛** 腹痛突发，常以脐周为甚，时作时止，食欲欠佳，或嗜食异物，腹部按之柔软，可有肠型块状物，时隐时现，形体瘦弱，可有便虫史。

4. **虚寒腹痛** 腹痛绵绵，时作时止，痛处喜暖喜按，得温则舒，常于清晨餐前发作，得食暂缓，精神倦怠，面色㿠白，形体消瘦，肢体清冷，食欲不振，大便溏薄，舌质淡苔薄白，指纹色淡或不显。

（三）推拿治疗

腹痛的治疗以温散寒邪、消食导滞、理气止痛、温中补虚等为主，使气机宣通，血脉流畅，通则不痛。

1. **感寒腹痛**

（1）治则：温中祛寒，理气止痛。

（2）处方：补脾经、揉外劳宫、掐揉一窝风、推三关、摩腹各200次，分腹阴阳100次，拿肚角10次，揉中脘200次。

（3）方义：补脾经、摩腹、揉中脘，以温中健脾；推三关、揉外劳宫，以助阳散寒；掐揉一窝风、分腹阴阳、拿肚角，以理气散寒止痛。

（4）加减：腹泻者，加补大肠300次。

2. **积食腹痛**

（1）治则：消食导滞，和中止痛。

（2）处方：补脾经、运内八卦、揉板门各200次，清大肠300次，揉中脘、摩腹、揉一窝风各200次，分腹阴阳100次，揉天枢200次，拿肚角10次，揉足三里200次。

（3）方义：补脾经、揉板门、摩腹、揉中脘、揉足三里，以健脾和胃，消食导滞，理气止痛；清大肠、揉天枢，以疏调肠腑积滞；揉一窝风，以行气止痛；运内八卦，以宽胸理气，调和气血；拿肚角，以止腹痛。

（4）加减：呕吐者，加清胃经、横纹推向板门、推天柱骨各200次，掐内关 100 次；发热者，加清天河水、退六腑各 200 次。

3. 虫积腹痛

（1）治则：温中行气，安蛔止痛。

（2）处方：揉一窝风、揉外劳宫、揉脐、推三关、摩腹各 200 次，推四横纹 300 次。

（3）方义：揉一窝风、揉外劳宫、推三关，以温中散寒，安蛔止痛；推四横纹、摩腹、揉脐，以健脾和胃，行气止痛。

（4）加减：腹痛甚者，加拿肚角 10 次，按揉脾俞、胃俞各 200 次。

4. 虚寒腹痛

（1）治则：温补脾肾，缓急止痛。

（2）处方：分阴阳 100 次，补脾经、补肾经各 300 次，清肝经 100 次，揉外劳宫、推三关、揉丹田、揉中脘、揉脐、按揉足三里各 200 次。

（3）方义：补脾经、补肾经、揉外劳宫、推三关，以温补脾肾，益气止痛；揉丹田，以温补下元；清肝经，扶土抑木，以缓急止痛；分阴阳、揉中脘、揉脐、按揉足三里，以温中和胃，散寒止痛。

（4）加减：腹泻者，加补大肠 300 次、摩腹 200 次。

（四）注意事项

1. 明确腹痛诊断，注意排除外科急腹症。

2. 辨析腹痛病因，酌情配合相关药物治疗，以提高疗效。如虫积腹痛，推拿止痛的同时，宜服驱虫药。

（五）附录

1. **疗效评价**　推拿对小儿腹痛有很好疗效，可作为本症的常用治疗方法。

2. **典型案例**　范某，女，6 岁。食欲不振 1 年，常腹痛喜按，得温痛减，形体消瘦，面色萎黄，大便稀，次数多。诊为虚寒腹痛。施补脾经、补肾经、推三关、揉脐各 200 次，揉足三里、揉外劳宫、揉中脘各 100 次，捏脊 10 遍。每周 1 次，5 次后腹痛明显好转，诸症缓解。10 次治愈。半年后随访，无复发。

第六节　呕吐

呕吐是儿科消化系统疾病常见症状。小儿脾胃薄弱，如因外邪所侵，积滞伤中，脾胃蕴热或虚寒，跌仆惊恐等，以致胃失和降，则可发生呕吐。故治宜祛邪和胃，消食和中，清胃降逆，温中散寒，安神镇惊等。

此外，小儿胃容量小，贲门松弛，如哺乳不当，过量或过急，或吸入过多空气时，哺乳后乳汁从口角溢出，称之为"溢乳"，俗称"漾奶"，一般不属病态。宜改进喂奶方法，治疗亦可以和胃降逆为法，或随年龄生长和发育而自愈。

（一）病因病机

小儿呕吐的原因常以感受病邪、乳食积滞、胃中积热、脾胃虚寒和惊恐所伤多见。其病变部位在胃，常与肝脾密切相关。以胃失和降为其基本病机。

1. 感受病邪　小儿脾胃薄弱，若外感六淫之邪，或误食不洁之物，病邪内扰胃府，以致胃失和降，上逆而发生呕吐。

2. 乳食积滞　小儿乳食不节，乳食过量，或喂养不当，过食生冷、肥甘油腻等不易消化之品，以致积滞胃中，脾胃纳化失职，胃失和降，上逆而为呕吐。

3. 胃中积热　胃为阳土，喜润恶燥，若乳母过食辛辣炙煿，致乳汁蕴热，或小儿嗜食辛热之品，积食蕴热，可致中焦积热，胃不受纳，上逆而为呕吐。

4. 脾胃虚寒　脾胃素弱，中阳不振，或恣食生冷，或过用寒凉之药，皆可损伤中阳，以致脾胃虚寒，脾失健运，胃失和降而呕吐。

5. 惊恐所伤　小儿神气怯弱，若饮食之时忽受惊恐，或因跌仆惊吓，以致气机逆乱，扰动肝气，乘犯胃土，使升降失常，胃失和降，食随气逆而为呕吐。

（二）临床表现

1. 邪扰吐　猝然呕吐，脘腹满闷或痛，吐后稍安，或伴鼻塞、流涕、恶寒、发热等外感症状，舌苔薄白或白腻，脉浮，指纹浮。

2. **寒吐** 饮食稍多即吐，时作时止，吐物不甚酸臭，面色苍白，四肢欠温，腹痛喜暖，大便溏薄，小便清长，舌质淡苔薄白，指纹色红。

3. **热吐** 食入即吐，吐物酸臭，身热口渴，烦躁不安，腹满或痛，大便臭秽或秘结，小便黄赤，唇红，舌质干苔黄腻，指纹色紫。

4. **伤食吐** 呕吐频作，吐物酸馊，口气臭秽，厌食拒乳，脘腹胀痛拒按，大便酸臭，或溏或秘，舌苔黄腻，脉滑实，指纹滞。

5. **惊恐吐** 暴受惊恐后呕吐，面色忽青忽白，心神不安，睡卧不宁，或惊惕哭闹，脉弦，指纹色青。

（三）推拿治疗

小儿呕吐的治疗，总以和胃降逆为法。伤食呕吐者，宜消食导滞；外感呕吐者，宜疏表祛邪；胃热呕吐者，宜清热和胃；胃寒呕吐者，宜温胃散寒；惊恐呕吐者，宜平肝降逆。

1. **外感呕吐**

（1）治则：疏表祛邪，和胃降逆

（2）处方：开天门、推坎宫、推天柱骨、揉中脘、横纹推向板门各200次，揉外劳宫、运内八卦各100次。

（3）方义：开天门、推坎宫、揉外劳宫，疏风解表；推天柱骨、揉中脘、横纹推向板门，和胃降逆止呕；运内八卦，宽胸理气，和胃止呕。

（4）加减：外感症状明显者，加拿风池、运太阳；误食不洁物者，加清胃经、揉板门。

2. **胃寒呕吐**

（1）治则：温中散寒，和胃降逆。

（2）处方：补脾经、揉外劳宫、推三关、横纹推向板门、推天柱骨、揉中脘各200次。

（3）方义：补脾经、揉中脘，以健脾和胃，降逆止呕；推天柱骨、横纹推向板门，以和胃降逆止呕；揉外劳宫、推三关，以温中散寒。

（4）加减：腹痛者，加揉一窝风、揉足三里；便溏者，加推大肠、揉龟尾、上推七节骨。

3. **胃热呕吐**

（1）治则：清热和胃，降逆止呕。

（2）处方：清脾经、清胃经、清大肠各300次，推天柱骨、横纹推向板门各200次，运内八卦100次，退六腑、推下七节骨各200次。

（3）方义：清脾经、清胃经、推天柱骨，以清中焦积热；横纹推向板门，以降逆止呕；退六腑，以泄热；运内八卦，以宽胸理气，和胃止呕；清大肠、推下七节骨，以清利肠腑，泄热通便。

（4）加减：身热口渴者，加清天河水、揉涌泉；烦躁、小便黄赤者，加清心经、清小肠。

4. 伤食呕吐

（1）治则：消食导滞，和中止呕。

（2）处方：补脾经、揉板门、揉摩中脘、按揉足三里、横纹推向板门、推天柱骨各200次，分腹阴阳、运内八卦各100次。

（3）方义：补脾经、揉摩中脘、按揉足三里，以健脾和胃；揉板门，以消食化滞，和胃止呕；推天柱骨、横纹推向板门，以降逆止呕；运内八卦、分腹阴阳，以宽胸理气，消食导滞。

（4）加减：大便秘结者，加清大肠、揉膊阳池、推下七节骨。

5. 惊恐呕吐

（1）治则：安神镇惊，平肝和胃。

（2）处方：分阴阳、清肝经、横纹推向板门、推天柱骨、揉中脘、捣小天心各200次，运内八卦100次。

（3）方义：分阴阳、运内八卦、推天柱骨，以调和阴阳，理气宽中；清肝经、捣小天心，以安神镇惊，平肝和中；横纹推向板门、揉中脘，以降逆止呕。

（4）加减：伴有腹泻，大便色绿者，加推三关、补脾经各200次。

（四）注意事项

1. 呕吐常是某些急性传染病（如流行性脑脊髓膜炎、流行性乙型脑炎）和某些急腹症（如肠梗阻、肠套叠）的先兆症状，临床必须注意鉴别。

2. 加强对患儿的护理，呕吐时应将患儿头置侧卧位，避免呕吐物吸入气管。

3. 呕吐频繁者宜暂禁食，待病情缓解后，酌情进食易消化食物。

4. 呕吐严重，或反复呕吐者，可引起水电解质失衡，应加强护理，适时给予必要的补液治疗，如口服补液盐等。

5. 小儿乳贵有时、食贵有节，平时勿暴饮暴食或过食生冷。

（五）附录

1. **疗效评价** 推拿对一般性小儿呕吐疗效明显，临床常可作为首选方法。

2. **典型案例** 毛某，男，7 个月。因添加辅食后出现频繁呕吐，腹痛拒按 1 天，哭闹，不思饮食。呕吐物为白色乳块，气味酸臭，大便溏稀。诊为伤食呕吐。施补脾经、揉中脘、按揉足三里各 200 次，揉板门、横纹推向板门、运内八卦各 100 次，分腹阴阳 50 次，推上七节骨 200 次。施术后腹痛缓解，无呕吐，安静入睡，3 次愈。

第七节 厌食

小儿厌食又称儿童厌食，是小儿时期的一种饮食行为异常病证。临床以患儿较长期食欲减退，食量减少，甚至拒食为特征。多发生于 1～6 岁儿童，城市发病率高于农村。若长期厌食可使气血生化乏源，导致患儿贫血、营养不良，生长发育迟缓，抗病能力低下，容易罹患各种疾病。

古代文献对厌食的专论较少。"脾气通于口，脾和则口能知五谷"及"恶食""不思食""不嗜食"等有关阐述，对中医认识厌食的病因病机、证候以及辨证论治具有指导意义。中医学认为，脾为阴土，喜燥而恶湿，功能运化水谷精微；胃为阳土，喜润而恶燥，功能受纳腐熟水谷。脾胃调和，则纳化强健，饮食正常。造成小儿厌食的原因不外先天不足、病后失调两方面，与喂养不当、疾病所伤，以致脾胃受损有密切关系，故其治疗当以开胃运脾为法。

推拿治疗小儿厌食，方法简单，取效迅速，具有很好的疗效，可以作为儿科临床首选疗法。

（一）病因病机

小儿脾常不足，且饮食不能自调，若先天禀赋不足，或后天喂养不当，饮食所伤，或因疾病久羁，情志不调，更伤脾胃等，以致脾失健运，胃纳呆滞，则为厌食。

1. 喂养不当 小儿脏腑娇嫩，形气未充，若喂养调护不当，婴儿期乳食调配失宜，或儿童饮食无节、饥饱无度，或纵其所好，杂食乱投，或乱进补品，均可损伤脾胃，以致小儿纳化失职而厌食。所谓"饮食自倍，肠胃乃伤"。

2. 先天不足 小儿先天禀赋不足，脾胃薄弱，食欲低下，加之后天喂养调护失宜，则脾胃纳化力弱，乳食难化，而厌食甚或拒食。

3. 疾病所伤 小儿热病耗气伤津，或过用温燥攻伐之品，或大病瘥后失调，或情志所伤等，均可使脾胃津气受损。脾伤则升清运化失健，胃伤则受纳腐熟失职，均可发为厌食之症。

（二）临床表现

1. 脾失健运 食欲不振，进食乏味，食量减少，甚至脘痞厌食泛恶，食则脘腹饱胀，大便不调，精神尚可，形体偏瘦，舌质淡红，苔薄白或白腻，指纹淡红。

2. 脾胃气虚 纳呆不食，食而无味，食量减少，甚或拒食，面色萎黄少华，精神不振，倦怠乏力，大便溏薄夹有不消化食物，舌质淡苔薄白，指纹色淡。

3. 胃阴不足 不思进食，食少饮多，口舌干燥，皮肤不润，面色少华，大便秘结，小便黄赤，舌质红少津、苔少或花剥，指纹淡紫。

（三）推拿治疗

小儿厌食乃脾胃受损、受纳运化失职之病，治当健运脾气而不碍胃，养阴开胃而不壅脾，皆以运脾开胃为基本原则。故脾失健运者，治宜运脾以和胃；脾胃气虚者，治宜补脾以益胃；胃阴不足者，治宜益阴以开胃。同时，必须注重饮食以调养脾胃。

1. 脾失健运

（1）治则：运脾和胃。

（2）处方：分阴阳 100 次，补脾经、补胃经、按揉足三里、揉中脘各 200 次，运内八卦 100 次，摩腹、揉板门、推四横纹各 200 次。

（3）方义：分阴阳、补脾经、补胃经、按揉足三里，以调理阴阳，和胃运脾；揉中脘，以消食助运；摩腹、揉板门，以健脾消食，理气和胃；运内八卦、推四横纹，以调中和胃。

（4）加减：手足心热者，加捣揉小天心100次，清天河水、推六腑各200次。

2. 脾胃气虚

（1）治则：补脾益胃。

（2）处方：补脾经、揉脾俞、揉胃俞、按揉足三里、摩腹、揉中脘各200次，运内八卦100次，捏脊3~5次，推三关、揉外劳宫、揉脐各200次。

（3）方义：补脾经、揉脾俞、揉胃俞、摩中脘、按揉足三里，以健脾益气，和胃消食；摩腹、运内八卦、捏脊，以理气和中，补益气血；推三关、揉外劳宫，以温阳益气；揉脐，以补中益气，消食助运。

（4）加减：大便溏泻者，加补大肠200次；食滞不化者，加揉板门100次。

3. 胃阴不足

（1）治则：益阴开胃。

（2）处方：补胃经、补脾经、补肾经、揉二马、揉板门各200次，运内八卦100次，揉脾俞、揉胃俞、运内劳宫、清天河水各200次。

（3）方义：补胃经、补脾经、揉胃俞、揉脾俞，以开胃运脾；揉二马，以养阴清热；揉板门，以健脾和胃，消食导滞；运内八卦，以理气和中；补肾经、运内劳宫、清天河水，以滋阴退热。

（4）加减：大便秘结者，加运水入土100次，清大肠、摩腹各200次，推下七节骨100次，揉膊阳池200次。

（四）注意事项

1. 纠正不良饮食习惯，定时进餐，避免挑食、偏食、零食过多和过度肥甘饮食。

2. 营造良好进食环境，避免进食期间训斥或打骂孩子，影响小儿食欲。

3. 积极寻找病因，采取针对性有效措施，防治引起厌食的基础疾病。

4. 小儿厌食多属慢性起病，治疗痊愈常需要一定的过程，树立治疗信心和保持必要的耐心对医师和家长来说都是必要的。

（五）附录

1. **疗效评价** 推拿治疗小儿厌食，方法简单，取效迅速，具有很好的疗效，可以作为儿科临床治疗该病的首选疗法。

2. **典型案例** 李某，女，4 岁。外感病后不思饮食月余，体重下降约 1kg，口渴多饮，大便干，小便黄。诊为厌食（胃阴不足）。施揉二马、补胃经、补脾经、清大肠、运内劳宫、摩腹各 200 次，推下七节骨、运内八卦、清天河水各 100 次。施术 3 次食欲好转，5 次愈。1 个月后回访，纳食可，体重回升至正常水平。

第八节　疳证

疳证是以全身虚弱，精神衰惫，面黄发枯，形枯羸瘦，病程较长为主症特征的小儿慢性病证。其多由长期喂养不当，或因疾病损伤，以致脾胃虚弱，运化失宜，水谷不化，精微不足，进而脏腑失养，气液干涸，饮食不为肌肤，而形体羸瘦，生化发育不良为患。小儿疳证各年龄均可发病，尤以 1～5 岁儿童发病最为常见。临床起病缓慢，病程愈长，病情亦随之加重，严重影响小儿正常生长发育，故被前人列为小儿四大要证（惊、疳、痘、疹）之一。目前，我国小儿疳证发病率明显下降，重症病例已明显减少，但轻症患者仍可常见。

疳之名，首见于《诸病源候论·虚劳病诸候下·虚劳骨蒸候》，认为本病属慢性内伤疾病，可病涉五脏。古代医家认为，"疳"的含义有两种：一是"疳者甘也"，谓其病与过食肥甘有关；二是"疳者干也"，体现其全身消瘦，肌肤干瘪，气血津液亏损的临床征象。前者言其病因，后者言其病证。疳证又称"疳积"，即"疳"与"积"相伴，病变主要在脾胃，是虚实夹杂之候。所谓"无积不成疳，积为疳之母"。疳之不治，可传余脏，即除脾胃病候外，他脏亦受影响。

疳证的命名分类，历代儿科医家有较深的研究，归纳起来大致有：以五脏命名者，如肝疳、心疳、脾疳、肺疳、肾疳；以病因命名者，如热疳、冷疳、哺乳疳、食疳、蛔疳等；以病位命名者，如外疳、内疳、口疳、鼻疳、脑疳、脊疳等；以病情分类者，如疳气、疳虚、疳极、干疳等；以病证取名者，如疳泻、疳痢、疳肿胀、疳渴、疳嗽、丁奚疳等。目前，中医儿科临床一般将疳证分为疳气、疳积和干疳3类。

疳证病位主要在脾胃，并涉及心、肺、肾等多脏，故其治疗常以顾护脾胃为本，注重调理脾和胃，通过改善受纳与运化功能，以助气血生化之源，培补后天以养五脏精气。

推拿对小儿疳证疗效较好，可作为首选临床治疗方法。此证为儿科慢性病证，病程较长，需坚持治疗，并结合中医方脉等其他方法，综合治疗，以取得满意效果。

（一）病因病机

小儿"生机蓬勃，发育迅速"，营养物质需求丰富，故易显"脾常不足"。脾胃为后天之本，气血生化之源，倘若小儿饮食失调，护理失宜，最易损伤脾胃，以致脾胃功能失调。长期脾胃失调是疳证形成的主要原因，往往直接影响小儿生长发育。造成脾胃功能失调的因素主要有如下方面。

1. 饮食不节，脾胃受损 小儿脏腑娇嫩，脾胃运化功能薄弱，易生积滞，故小儿乳贵有时、食贵有节。若乳食无度，饮食不节，食积不化，壅滞中焦，损伤脾胃，以致运化失常，则酿生积滞。脾胃为后天之本，气血生化之源，如积滞日久，则脾胃纳化无权，脏腑组织、四肢百骸失于充养，渐至形体羸瘦，气液亏耗，而成疳证。

2. 喂养不当，营养失调 小儿正常生长发育，赖合理喂养与营养供给。若乳食不足，或过早断乳，未能及时给予辅食，营养不足，导致脾胃生化乏源，精微不足，气血虚衰，不能濡养脏腑肌肉、四肢百骸，则形体日趋羸瘦，脏腑虚损，而成疳疾。或因喂养不当，食物品种单调，或妄投营养滋品，或饮食偏嗜，养成偏食、挑食不良习惯，造成营养失于均衡，以致脾胃受损，胃不受纳，脾失转输，精微输化缺失，形体失充，久而成疳疾。

3. 慢性疾病，损伤脾胃 小儿生长发育时期，长期患病，精微耗损过度，或久病吐泻，气液受损，或患结核病、寄生虫病等，慢性消耗，或大病之后失于调养，气血虚弱，以致脾胃受损，纳化失常，精微气血津液生化乏源，脏腑组织失养，形体日渐羸瘦而为疳疾。

总之，疳证病因虽异，但病变主要在于脾胃。初起病轻，仅可表现为脾胃不和，运化失健。即"发作之初，名曰疳气"（《证治准绳·幼科》）。若脾失健运，进一步发展，积滞内停，壅滞气机，则转为"疳积"。疳积病久，脾脏虚损，导致津液消亡，则为"干疳"。

脾胃失调，久则成疳，久病疳疾，则气血虚衰，累及他脏他腑，则使诸脏失养。若脾病精微虚少及肝，则肝血不足，肝阴精气不能濡目，则两目羞明、白翳遮睛，即谓"眼疳"；脾病日久及心，为子盗母气，心火内炽，而见舌生糜烂、疡疮，发为"舌疳"；脾病久而及肺，为土不生金，肺气受损，酿为咳嗽、潮热，名曰"肺疳"；脾病生化乏源，穷必及肾，肾精不足，骨失充养，则骨软畸形，发为"鸡胸""龟背"、肋骨外翻、脊柱倾斜等，名之"骨疳"；脾土病久，中阳虚衰，为土不制水，水湿泛溢，全身浮肿，则谓之"疳肿胀"。倘久病疳疾，五脏俱损，阴精气血衰败，脾气欲绝，则气不摄血，血溢脉外，而见皮下紫斑、出血，甚则发生阴竭阳脱之危候。

（二）临床表现

疳证的临床表现复杂，很少表现单一症状。目前，一般根据临床表现，可将疳证分为疳气、疳积、干疳3类。首先为慢性虚弱证候，如形体消瘦，肌肉松弛，面色青黄，皮毛憔悴，毛发稀疏等；再是明显的脾胃失调症状，如厌食或异嗜，肚腹膨胀，青筋暴露，大便不调，小便混浊等；此外是精神行为异常表现，如精神萎靡不振，烦躁不宁，脾气急躁，揉眉捋眼，咬牙嚼指等。严重者可见老人貌，骨瘦如柴等。

小儿疳疾常为虚实夹杂之证，初起证多偏实，中期常虚实证候互见，晚期证候则以虚为主，故辨证主要以虚实为纲。然虚实之辨，在于腹之软与不软，其柔软者乃脾虚不运，属虚；腹不软而坚者为有积聚，属实。此外，积滞有无之辨，在于腹之满与不满，其腹满者多有积滞。

1. **疳气** 形体枯瘦，面色萎黄少华，毛发稀疏，脘腹膨胀，厌食或纳呆，精神萎靡，目光无神，睡眠不宁，或睡卧露睛，易发脾气，便溏不化，或低热便秘，尿如米泔，舌淡苔薄白微腻，指纹深沉淡暗。

2. 疳积 形体明显消瘦，肚腹膨胀，甚则青筋暴露，面色萎黄，毛发稀疏，黄如结穗，精神萎靡不振，少语懒言，困倦嗜卧，或情绪易于激动，烦躁不安，睡眠不宁，或揉眉挖鼻、咬指磨牙等动作行为异常，食少或食多便多，或喜食泥土，大便不调，小便混浊，舌质淡嫩苔浊腻，脉弦细，指纹深沉淡滞。

3. 干疳 形体极度消瘦，头大颈细，老人貌，皮肤干瘪起皱，大肉削脱，皮包骨样，精神萎靡，昏睡露睛，口唇干燥菲薄，啼哭声低无泪，毛发干枯稀疏，腹凹如舟，杳不知食，大便稀溏或便秘，时有低热，甚者时时欲脱，全身紫斑，舌质淡嫩或红，无苔或舌苔花剥，脉细弱无力。

（三）推拿治疗

疳证治疗，应始终遵循顾护后天，以脾胃为本，重视调养胃气的原则，通过调和脾胃，改善受纳运化功能，以资助生化之源、益养气血为主要方法。并根据具体证候表现，酌情配以消食化积、消疳导滞之法。

1. 疳气

（1）治则：健脾益气，调和脾胃。

（2）处方：分阴阳 100 次，补脾经 500 次，揉板门、揉二人上马各 200 次，推三关、揉天枢、揉中脘各 300 次，运内、外八卦各 100 次，掐揉四横纹 1 分钟，捏脊 3 遍。

（3）方义：补脾经、推三关、揉中脘、揉板门、揉天枢，能健脾和胃以助运化，养气血以补诸脏之虚；分阴阳、揉二人上马、运内外八卦、掐揉四横纹、捏脊，可以调和阴阳，调畅气机，以消积滞。尤其掐揉四横纹、捏脊，对疳证有显著疗效。

（4）加减：易发脾气者，加清肝经、补肾经；腹胀重者，加摩腹、揉脐。

2. 疳积

（1）治则：健脾助运，化积消疳，益气养血。

（2）处方：分阴阳 120 次，补脾经 500 次，推三关、揉外劳宫各 300 次，运内八卦 100 次，掐揉四横纹、揉二人上马、按揉足三里、揉中脘、摩腹各 200 次，捏脊 3 遍。

（3）方义：补脾经、推三关、揉中脘、捏脊，能健脾助运，益气补血，增进食欲；分阴阳、揉二人上马、运内八卦、揉外劳宫，可理气和血消积；掐揉四横纹，为主治疳积之要法；按揉足三里、摩腹，可调和气血，扶正祛邪，消导积滞。

（4）加减：情绪不宁，烦躁不安者，加清肝经；睡眠不宁，行为异常者，加清心经、揉小天心、揉百会。

3. 干疳

（1）治则：调和脾胃，补肾益精，滋阴壮阳。

（2）处方：分阴阳200次，补脾经500次，揉板门、推三关各300次，运内、外八卦各100次，推四横纹200次，捏脊3遍，揉小天心、补肾经、揉内外劳宫、揉百会、揉肾俞、揉丹田等各200次。

（3）方义：补脾经、揉板门、推四横纹、捏脊、推三关，能调和脾胃，健运消食；分阴阳、运内外八卦，能调和阴阳气血；揉小天心，可安神宁志；补肾经、揉内外劳、揉百会、揉肾俞、揉丹田等，有补肾填精、滋阴和阳、促进生长发育的作用。

（4）加减：骨蒸低热者，加清天河水。

（四）注意事项

小儿疳证临床表现复杂，病程多迁延日久，治疗比较困难。临证常需结合中药方脉治疗等综合措施，并注重合理喂养，精心调护，坚持调理，多能获得满意疗效。此外，更应重视预防，及时发现和治疗基础疾病，提倡母乳喂养，多晒太阳，从而增强体质。

（五）附录

1. 疗效评价　推拿对小儿疳证疗效较好，可作为临床首选治疗方法。疳证为儿科慢性病证，病程一般较长，临床如能坚持治疗，多可取得满意效果。

2. 典型案例

案1：王某，男，2岁。出生3个月前开始发热咳嗽，随后又患麻疹，愈后一直食欲不佳，大便溏泄、日4～5次，夜间时时啼哭而来诊。查体：患儿精神萎靡，面色青黄，皮毛憔悴，肢体瘦弱，腹部胀满。诊为小儿疳证。施分阴阳100次，补脾经500次，揉板门200次，推三关300次，揉二人上马、推四横纹各200次，摩腹3分钟，捏脊3遍。术后1次，大便次数减少，腹胀减轻。每日推拿 1 次，连续 1 周后，诸症消失。随访半年，患儿身体复原。

案 2：熊某，男，4 岁。来诊时形体略见消瘦，面色稍萎黄，食欲不振，大便稀，精神欠佳，易哭易闹，眠差。诊为疳气。施掐揉四横纹 1 分钟，补脾经、推三关各 300 次，揉脐、揉天枢、揉中脘各 200 次，按揉足三里 100 次，运内、外八卦各 100 次，捏脊 6 次。施术 5 次后，面色明显好转，饮食较先前亦有好转。继续间隔治疗 10 次后，诸症基本恢复正常。

第九节　口疮

口疮是儿科常见的口腔疾患，以口内颊、舌、腭、齿龈等处发生淡黄色，或灰白色大小不等的小疮疡或溃疡，伴疼痛流涎，或有发热等为临床特征。中医学有载，口疮发于口唇两侧者，称燕口疮（或谓鹅口疮）；满口糜烂，色红作痛者，称口糜。《小儿卫生总微论方·唇口病论》说："风毒湿热，随其虚处所著。搏于血气，则生疮疡……若发于唇里，连两颊生疮者，名曰口疮；若发于口吻两角生疮者，名曰燕口。"指出因其发病部位不同，而有口疮与燕口疮之名，然其均可因感受风毒湿热之邪而致。《诸病源候论·小儿杂病诸候六·口疮候》亦有"小儿口疮，由血气盛，兼将养过温，心有客热熏上焦，令口生疮也"的论述，认为心经热盛，发为口疮。《素问·至真要大论》亦有"火气内发，上为口糜"的记载。

小儿口疮可单独发生，也可伴发于其他疾病过程中，以婴幼儿较多见，一般预后良好。若体质虚弱者，则口疮亦会反复出现，迁延难愈。

（一）病因病机

中医学认为，口疮所发有虚实不同，多因素体中焦蕴湿，脾胃积热，或心火亢盛，或阴虚火旺，或有复感邪毒者，上蕴口舌所致。

1. **脾胃积热**　脾开窍于口，其经脉连舌本，散舌下。小儿胎热素盛，或脾胃湿热内蕴，郁而化火，兼或复感邪毒，循经上熏口舌，则发口疮。

2. **心火上炎**　心开窍于舌，故舌为心之苗。小儿素体心火偏旺，或复感温热邪毒，心火亢盛，以致心火循经上炎，熏灼口舌，故而口舌生疮。

3. **虚火上浮**　小儿素体阴虚，或久患热病伤阴，或久泻耗液，脾肾亏虚，阴液亏耗，以致水亏不能制火，虚火上炎而成口疮。

（二）临床表现

本证初起口腔患处红肿热痛，糜烂、溃疡，轻则妨碍哺乳，甚者伴有发热、烦躁、啼哭不安，或有呕吐、腹泻。严重者，邪热内陷，可见神昏抽搐。口疮临床辨证有虚实不同。凡溃疡周围鲜红，疼痛较甚，口臭流涎，甚或发热、口渴、小便短赤，大便干结者，为实证；溃疡较少，周围淡红或淡白，疼痛较轻，兼见神疲、颧红、口干者，为虚证。其常见证候如下：

1. **脾胃积热**　口腔溃疡较多，甚或满口糜烂，疮口周围红赤，伴疼痛拒食，烦躁多啼，口臭涎多，小便短黄，大便干结，或有发热面赤，舌质红苔黄，脉滑数。

2. **心火上炎**　舌上溃疡或糜烂，色红疼痛，饮食困难，伴心烦不寐，口干喜冷饮，小便短赤，舌尖红赤，苔薄黄，脉细数。

3. **虚火上浮**　口舌溃疡，疮损稀散色淡，不甚疼痛，伴口流清涎，神疲纳呆，颧红潮热，口干不渴，舌质淡红苔少，脉细数。

（三）推拿治疗

口疮为患有虚实两端。实证宜清泻心脾，泻火解毒为治；虚证以滋阴降火，引火归原为法。

1. **脾胃积热**

（1）治则：清热解毒，通腑泻火。

（2）处方：清脾经、揉板门、揉小天心、掐揉小横纹、掐揉四横纹、揉总筋、清天河水、退六腑、摩腹各 200 次，推下七节骨 100 次。

（3）方义：清脾经、揉板门、摩腹，清脾胃湿热积滞；退六腑、推下七节骨、揉小天心，通利肠腑，泄热解毒；掐揉小横纹、掐揉四横纹、揉总筋、清天河水，清热泻火。

（4）加减：小便短赤者，加清小肠；大便干结者，加清大肠。

2. **心火上炎**

（1）治则：清心泻火。

（2）处方：清心经300次，清肝经150次，掐揉小天心、掐揉总筋、清天河水、清小肠、揉内劳宫、揉掌小横纹、推六腑各100次。

（3）方义：清心经、揉内劳宫、掐揉总筋、揉掌小横纹，清泻心火；清肝经、掐揉小天心、清天河水、清小肠、推六腑，泻火解毒。

（4）加减：心烦不寐者，加揉涌泉、清肾经。

3. 虚火上浮

（1）治则：益阴补肾，引火归原。

（2）处方：补肾经300次，补肺经200次，揉二马、掐揉小横纹、掐揉四横纹、清天河水、水底捞明月各200次，推揉涌泉100次。

（3）方义：补肾经、补肺经、揉二马，益阴补肾；掐揉小横纹、掐揉四横纹、水底捞明月，清退虚热；清天河水、推揉涌泉，益阴降火，引火归原。

（4）加减：神疲纳呆者，加补脾经。

（四）注意事项

1. 保持口腔清洁，注意饮食卫生，食物宜营养、新鲜、清洁，不宜过食辛辣滋腻之品。

2. 对急性热病、久病、久泻患儿，应经常检查口腔。若出现破损，宜及时处置，外搽凉心散或冰硼散。

3. 新生儿的口腔黏膜娇嫩，较易破损，清洁口腔时，不宜用粗硬布帛拭口。

4. 奶瓶、奶头、餐具等，宜经常注意清洁消毒。

（五）附录

1. **疗效评价**　推拿是治疗小儿口疮的理想方法，临床多可取得满意疗效。

2. **典型案例**

案1：赵某，女，3岁。1个月前患肺炎，高热，咳嗽，口内舌上白屑散布，溃疡色红，烦躁疼痛，吐舌流涎。经注射抗生素治疗，高热、咳嗽愈，但口舌生疮未见好转，外用冰硼散等未效。诊为口疮（心脾有热）。施清脾经300次，清心经、补肺经各200次，揉小横纹、揉小天心、推四横纹各100次，清天河水150次。3次痊愈。

案2：蔡某，女，3岁。患儿舌尖溃疡，色红疼痛，饮食哭闹，口渴喜饮，小便短赤。诊为口疮（心火上炎）。清心经300次，揉内劳宫、掐揉总筋、揉掌小横纹各200次，清肝经、掐揉小天心、清天河水、清小肠各100次。施术后，哭闹停止，连续施术5次后溃疡基本消失，其他症状均改善。

第十节　便秘

便秘是指大便质硬，秘结不通，排便时间延长的病证。便秘也称"便闭""大便秘结""大便不通"，是儿科临床常见病证。便秘可单独出现，有时继发于多种疾病过程。

便秘的病位主要在大肠。《素问·灵兰秘典论》说："大肠者，传道之官，变化出焉。"由于大肠传导功能失常，粪便在肠道内停留时间过久，水分吸收过度，以致粪质干燥，坚硬难出所致。

中医学通常分便秘之证为虚秘与实秘两类。虚秘多因气血虚弱，津液不足，肠道失润；实秘则多由燥热内结，邪阻气滞。其治当本六腑以通为用、传化不藏的生理特性，采用通便开秘，以下法为主的方法。

（一）病因病机

饮食物由胃受纳与腐熟，经脾运化转输其精微，剩余糟粕传入大肠，吸收多余水分后，变化为软硬适度的粪便，适时排出体外。若各种病因引起脾胃运化与大肠传导功能异常，则可发生便秘。

1. 实秘　素体阳盛，或过食辛热厚味，醇酒过度等，以致肠胃积热，气滞壅滞；或热病耗伤津液，胃腑燥热，大肠失润，而致传导失职，大便秘结，排出困难。

2. 虚秘　先天禀赋不足，素体脾胃虚弱，气血化源不足；或病后体虚，气血亏损。气虚则肠道传导无力，血虚则津液亏少，不能滋润大肠，以致大便不行，或燥结不通，难以排出。

（二）临床表现

便秘以大便干燥、排便困难为主症。辨证主要以虚实为纲。

1. **实秘**　大便干结，艰涩难下，烦热唇燥，口渴口臭，面赤身热，胸胁腹部痞满作痛，食欲不振，噫气频作，小便短赤，舌红苔黄燥，脉弦滑，指纹色紫。

2. **虚秘**　大便排出费力，或艰涩难下，虽有便意，而努挣乏力难下，便后短气汗出，面白无华，形体消瘦，神疲乏力，舌质淡嫩苔薄，或舌红少津，脉虚无力或细涩，指纹色淡。

（三）推拿治疗

小儿推拿治疗便秘，总以通降行滞为原则，临床常依其病因不同，采用清热、行滞、益气、养阴等法，以通便开秘。

1. **实秘**

（1）治则：理气行滞，清热通便。

（2）处方：清脾经、清大肠各300次，按揉膊阳池、退六腑各200次，运水入土、运内八卦各100次，揉天枢、摩腹各200次，推下七节骨100次，按揉足三里200次，按弦走搓摩100次。

（3）方义：清脾经、清大肠、揉天枢，荡涤肠腑邪热积滞；摩腹、按揉足三里，健脾和胃，行滞消食；按弦走搓摩、运内八卦，疏肝理气，顺气行滞；运水入土、推下七节骨、按揉膊阳池、退六腑，泄热通便。

（4）加减：邪热偏盛者，加清天河水200次。

2. **虚秘**

（1）治则：益气养血，补阴润燥。

（2）处方：补脾经、补肾经各200次，运水入土100次，清大肠300次，推三关、揉上马、按揉膊阳池、揉肾俞各200次，捏脊5遍，按揉足三里、摩腹、揉涌泉各200次。

（3）方义：补脾经、推三关、捏脊、按揉足三里，补气养血，健脾调中，强壮身体；补肾经、运水入土、清大肠、按揉膊阳池，配揉上马、摩腹、揉涌泉、揉肾俞，补阴润燥，理肠通便。

（4）加减：气短乏力者，加补肺经。

（四）注意事项

1. 明确诊断，对较长时期治疗效果不明显者，应做进一步检查。

2. 合理膳食，注意添加粗纤维食物，多吃蔬菜，培养按时排便习惯。

（五）附录

1. **疗效评价**　推拿治疗小儿便秘疗效显著，临床可作为首选治疗方法。

2. **典型案例**　张某，男，6岁。喜食肉食，近1个月内出现大便3～4日1次，每次排便时间较长，大便干结，偶尔带血，腹部胀痛，哭闹拒按，伴食欲不振，口干欲饮，口臭。诊为实秘。施清大肠、清天河水、退六腑、推下七节骨、揉龟尾各200次，运内八卦、揉足三里、按弦走搓摩、揉天枢、摩腹各100次。施术1次后大便变软，隔天大便；施术5次后症状明显好转，随访大便每日1次。

第十一节　夜啼

小儿白天如常，入夜则啼哭，时哭时止，或每夜定时啼哭，甚可通宵达旦者，称小儿夜啼。本症多见于新生儿及半岁以下乳婴儿。

小儿夜啼早在《颅囟经》及《诸病源候论》中即有记载，后世医家也多有论述，认为小儿夜啼临床有习惯性和病态不同，应当仔细辨识。至于因发热、呕吐、口疮、夜间饥渴或尿布潮湿等所致小儿夜间啼哭，则不属本病范畴。

（一）病因病机

中医学认为，小儿夜啼常以脾寒、心热、惊恐、积食等原因发病者多见。

1. **脾寒**　小儿稚阳之体，脾为阴中之至阴，性喜温而恶寒。若小儿先天禀赋不足，脏气虚冷，或出生后护理失慎，感受寒邪，以致中焦客寒，脾阳虚损，气机升降受阻，不通则痛而啼哭。入夜阳潜阴至，脾阳益衰，寒邪收引凝聚，故腹痛益甚而夜啼。

2. **心火**　乳母平素恣食辛热、炙煿动火之物，热郁火伏。小儿吸吮母乳，内生蕴热，积热心经。心藏神属火，心火偏亢，入夜阳不入于阴，火扰于心，则心神不宁，故烦躁啼哭。

3. **惊恐**　小儿脏腑娇嫩，形气未充，心神怯弱，如目触异物，耳闻异声，致神气受损，心神不宁，故常易睡中作惊，夜间惊啼。

4. **食积**　小儿脾常不足，若乳食不节，内伤脾胃，以致纳化功能减弱，胃腑不和，所谓"胃不和则卧不安"，加之乳食积滞中焦，郁而化热，热扰心神，因而夜间啼哭。

（二）临床表现

小儿夜啼以每每入夜啼哭不寐为主症，临床因病机不同而表现各异。

1. **脾寒**　睡喜俯卧，夜深啼哭，声低身蜷，腹喜温按，四肢欠温，面色青白，食少便稀，小便清长，唇舌淡白，舌苔薄白，指纹淡红或清红。

2. **心火**　睡喜仰卧，入夜啼哭，声响身扬，见灯火则啼哭愈甚，烦躁不安，面红唇赤，手足烦热，或大便秘结，小便短赤，舌尖红苔黄，指纹红紫。

3. **惊恐**　时时惊惕恐惧，夜间突作啼哭，似见异物，哭声尖锐，常喜紧偎母怀，神情不安，面唇乍青乍白，或大便不调，舌脉多无变化，指纹色青。

4. **食积**　睡卧辗转不安，夜间阵发啼哭，脘腹胀满拒按，不欲吮乳，口臭或呕吐乳块，矢气频作，大便秘结或便下酸臭，舌苔厚腻，指纹紫滞。

（三）推拿治疗

小儿夜啼临床治以祛邪安神为主。脾寒者宜温中健脾；心火者宜清心除烦；惊恐者宜镇惊安神；食积者宜消积和中。

1. **脾寒**

（1）治则：温中健脾安神。

（2）处方：补脾经 300 次，推三关 150 次，捣揉小天心、揉外劳宫各 200 次，揉中脘、摩腹、揉百会各 100 次。

（3）方义：补脾经、推三关、揉外劳宫、摩腹、揉中脘，能温中健脾，散寒止痛；捣揉小天心、揉百会，可养心安神。

（4）加减：便溏溲清畏寒者，加推大肠、补肾经、揉足三里。

2. **心火**

（1）治则：清心除烦安神。

（2）处方：清心经 300 次，补肾经、清肝经、捣揉小天心各 200 次，掐揉五指节 3~5 遍，清小肠 200 次，清天河水 200 次。

（3）方义：清心经、清小肠，清心除烦；清天河水、补肾经，能补水降火；清肝经、捣揉小天心、掐揉五指节，平肝镇惊以安神。

（4）加减：大便秘结者，加清脾经、清大肠。

3. 惊恐

（1）治则：镇惊安神定志。

（2）处方：分阴阳 100 次，补肾经 300 次，清肝经 150 次，清心经、捣揉小天心各 200 次，掐揉五指节 3～5 遍。

（3）方义：分阴阳、补肾经、清心经、捣揉小天心，以调和阴阳，安神定志；清肝经、掐揉五指节，可调理气机，安神定惊。

（4）加减：体弱，大便不调者，加补脾经、推三关。

4. 食积

（1）治则：消导和中安神。

（2）处方：补脾经、揉板门各 300 次，清肝经、捣揉小天心各 200 次，运内八卦 100 次，分腹阴阳 200 次，揉中脘 100 次，推下七节骨 200 次，掐揉五指节 3～5 遍。

（3）方义：补脾经、分腹阴阳、运内八卦、揉板门、揉中脘、推下七节骨，可调理气机，升清降浊，消食导滞；清肝经、捣揉小天心、掐揉五指节，疏肝调气安神。

（4）加减：大便秘结或酸臭者，加清脾经、清大肠。

（四）注意事项

1. 注意寻找小儿啼哭原因，明确各种器质性疾病所致啼哭。

2. 加强新生儿护理，及时更换尿布，注意调节寒热，避免受凉。

3. 保持小儿居处环境安静，养成其良好的睡眠习惯。

4. 乳母应保持心情舒畅，注意饮食适宜，不宜过食辛辣、肥腻、煎炒之物。并注意患儿调护。

（五）附录

1. **疗效评价**　推拿对治疗小儿夜啼有很好的效果，可作为临床首选方法。

2. **典型案例**　肖某，男，5 岁。因外出被狗惊吓后，每至夜晚哭闹不止，入睡后易惊醒喊叫，噩梦较多，日间精神不振，神情不安。诊为惊恐夜啼。施清心经、清小肠、清肝经、揉小天心、清天河水各 200 次，猿猴摘果 10 次，掐揉五指节 5 次。1 次诸症减少，3 次愈。

第十二节　惊风

惊风是以抽搐，伴有神昏为主症的儿科病证，又称"惊厥"，俗名"抽风"。临床一般以 1~5 岁婴幼儿为多见，年龄越小，发病率越高。小儿惊风在任何季节，很多疾病过程中都可有发生，并且往往证情凶险，变化迅速，严重威胁小儿的生命健康，故历代医家皆以之为一种小儿恶候。

宋以前的文献无"惊风"病名，一般多与痫证混淆。至《太平圣惠方》将其证分为急惊风与慢惊风两大类。《小儿药证直诀》进一步明确了急、慢惊风的病因与证治。

惊风以外感时邪，内蕴痰热，或大病久病之后，脾虚肝旺，肝肾阴亏等为主要发病因素。惊风发病有急有缓，证候表现有虚有实、有寒有热，故临床常分为急惊风与慢惊风。现代中医临床多将小儿时期的抽搐、痉挛症状称为惊风。凡起病急骤，属阳、属实者，称"急惊风"，与外感时邪，痰热积滞，暴受惊恐有关；若久病中虚，属阴、属虚者，称"慢惊风"，与胎内受惊、久吐久泻、肝肾阴虚最为密切。

（一）病因病机

小儿脏腑娇嫩，形气未充，为稚阴稚阳之体。因而小儿感受病邪，每易邪气鸱张而化热，并且邪易深入脏腑。因小儿神气怯弱，故常扰乱心神以致神昏；又小儿肝常有余，故可引动肝风发为惊搐；同时小儿脾常不足，易积食生痰，致脾虚肝乘而虚风内动，且肾气未实，更易暴受惊恐而惊搐。

1. 急惊风　小儿属纯阳之体，感受风热时邪，化热极速，热极化火生风，侵扰心、肝两经，则易发惊厥，热退后抽搐自止；或感受温热疫毒，邪毒郁闭，从热化火，炼液成痰，痰蒙心窍，引动肝风，故见神昏、抽搐；或小儿神情怯弱，暴受惊恐，或乳食积滞，酿生痰热，致清窍闭塞，气机逆乱，发为惊风。故小儿急惊风，主要以外感时邪，痰火积滞，或暴受惊恐等为主因。其病位主要在肝与心（心包）二经，属实证、热证。

2. **慢惊风** 小儿慢惊风证情复杂，多由急惊风延治误治转变而来，或久病大病后，正气受损，气血津液耗伤，邪气留恋，筋脉失于濡养，以致虚风内动，而致慢惊；亦有因幼小体弱，或脾肾素虚，病后体弱，以致脾虚肝乘，或水不涵木而形成。故其多因虚而致病，病机主要为虚风内动，病位重在脾、肾与肝三脏，证属虚证、寒证。

（二）临床表现

1. **急惊风** 小儿急惊风发病迅速，表现痰、热、惊、风四证并出，证情急暴，临床以神昏、抽搐、口噤、角弓反张等为主症，常见证候如下。

（1）高热惊风：急性热病或不明原因的高热致使高热内闭，扰乱神明，引动肝风而发为惊风。患儿体温在39℃以上，初起神情紧张，烦躁不安，项背不适，继则壮热无汗，口渴欲饮，眼红颊赤，神昏谵语，颈项强直，四肢抽搐，牙关紧闭，两目上视，舌质红绛、苔黄，脉数，指纹青紫。

（2）突受惊恐：暴受惊恐后，神情紧张，突然抽搐，惊惕不安，惊叫，面色乍青乍白，睡眠不安，或昏睡不醒，醒时啼哭，四肢厥冷，大便色青，舌苔薄白，脉细数，指纹青紫。

（3）乳食积滞：好发于饱食或过食之后，先见脘腹胀满，呕吐，腹痛，便秘，继而目瞪视呆，神昏抽搐，呼吸短促，苔黄腻，脉滑数。兼有痰湿者，喉中痰声辘辘，咳吐不利，呼吸急促，苔白腻等。

2. **慢惊风** 小儿慢惊风以虚证为主，一般病势缓慢，病程较长，无热象或为低热，临床以抽搐时发时止、缓而无力为特点。常表现为形神疲惫，嗜睡无神，面色苍白或萎黄，形寒肢冷，或手足心热，纳呆，便溏。发则摇头揽目，两手握拳，抽搐无力，或手足蠕动。有的在沉睡中突发痉挛。舌质淡苔白，或舌红少苔，脉沉无力，指纹色青淡或红。

（三）推拿治疗

小儿惊风，证有虚实，故其治重在补泻。急惊为实，治疗常以清热、豁痰、镇惊、息风为四大基本法则；慢惊多虚，故治当以补虚固本为主。

1. **急惊风**

（1）治则：急则治标，先以醒神开窍，息风镇惊，继分别予清热、涤痰、消积行滞以治其本。

（2）处方：先以拇指指端着力，掐人中、掐十王、掐五指节、掐威灵、掐端正、掐老龙各 5 次（以上穴位可选择应用）；继施拿合谷、拿曲池、拿百虫窝、拿承山、拿委中各 10 次。

（3）方义：掐人中、掐老龙、掐十王等，能醒神开窍；拿合谷、拿委中、拿承山等，以止抽搐。

（4）加减：邪热炽盛者，清肝经、清心经、清肺经、清天河水、退六腑各 200 次，推天柱骨 100 次，推脊 10 次；痰湿内阻者，清脾经、清肺经 200 次，推揉膻中、揉天突各 20 次，揉中脘、揉肺俞、揉丰隆各 200 次；乳食积滞者，补脾经、清大肠、揉板门、揉中脘、揉天枢、摩腹、按揉足三里、推下七节骨各 200 次；惊惕不安者，开天门 100 次，掐山根 60 次，揉耳后高骨、清肝经、掐揉小天心各 100 次。

2. 慢惊风

（1）治则：补脾益肾，柔肝息风。急性发作时，可按急惊风处理。

（2）处方：补脾经 600 次，清肝经 300 次，补肾经 200 次，开天门、按揉百会各 100 次，推三关 300 次，拿曲池 10 次，揉中脘、摩腹、按揉足三里各 200 次，捏脊、拿委中各 5 次。

（3）方义：补脾经、补肾经、推三关、揉中脘、摩腹、按揉足三里、捏脊，健脾和胃，培补元气；清肝经、开天门、按揉百会、拿曲池、拿委中，平肝息风，止抽搐。

（4）加减：便溏者，加推大肠；低热、手足心热者，加揉涌泉、按揉小天心。

（四）注意事项

1. 小儿推拿治疗惊风，临证要抓住主要矛盾，首先急则治标，治以醒神开窍解痉为主，并明确辨证以祛邪顾本。

2. 惊风发作时，应用纱布包裹压舌板，放在上下牙齿之间，以免患儿咬伤舌头，并使患儿头歪向一侧，防止痰阻窒息。

3. 惊风属临床急危证候，临证应积极寻找病因，提倡采取中西医综合有效治疗措施。

（五）附录

1. 疗效评价　推拿对小儿急、慢惊风都有很好的疗效，可以作为临床重要的治疗方法之一。

2. 典型案例

案1：马某，男，3岁。2天前发热，纳呆，精神昏沉，并伴有腹泻，服药未效。今日上午突发口吐白沫、两目直视、四肢抽搐而来诊。查患儿呼吸困难，面唇发绀。以拇指掐人中约半分钟，患儿"哇"地一声啼哭，随即吐出白色黏痰，呼吸恢复，面色逐渐转好。继而施掐揉小天心、退六腑、清天河水等以泄其热。患儿热退转危为安。

案2：李某，男，9个月。时发低热伴惊厥，手足抽搐月余（平均每周发作1次）。某医院诊为"癫痫"，住院10日未效。后由当地某医以"镇惊"之剂，并施推拿"祛风"之法，症情反重，日发惊搐约7～8次，每次1～3分钟。查：患儿神志清楚，精神萎靡，面白苍白无华，形气虚弱，营养欠佳，指纹淡红透气。辨证：脾虚肝乘，小儿慢惊。治当扶土抑木。先施开天门60次，揉百会100次，补脾经500次，清肝经100次，补肾经200次，推三关200次，清天河水、揉足三里各100次。继治以补脾益气、疏肝柔肝之剂，方以四君子汤合四逆散加味，服用3剂后，未见惊风再发。继服原方10剂，巩固疗效。1年后询访，言未复发，生长发育良好。

案3：宋某，女，4岁。因外感发热，持续体温39℃以上3小时，突然出现项背强直，四肢抽搐，牙关紧闭，两目上视。诊为高热惊风。施十宣点刺放血，掐人中、拿合谷、掐端正、掐老龙各5次，拿曲池、拿肩井、拿承山、拿委中各10次；抽搐缓解后，施清肝经、清心经、清肺经、退六腑、清天河水各200次；同时施物理降温。3分钟后，诸痉挛状态解除，给予口服药物控制体温，未再复发。

第十三节　遗尿

遗尿俗称尿床，即睡眠中小便自遗、醒后方觉的病证，一般多见于3岁以下小儿。因婴幼儿时期，生理上经脉未盛，气血未充，脏腑未坚，智能未全，对排尿的自控能力较差，故易发生遗尿；或学龄儿童有时因白天游戏过度，精神疲劳，睡前饮水过多等，亦可偶然酣睡不觉，发生遗尿者，多不属病态。

一般认为，年龄超过 3 岁，特别是 5 岁以上小儿，若不能自动控制排尿，睡眠中经常小便自遗，轻者数夜发生 1 次，甚者一夜数次，则为病态，为本节讨论重点。

小便正常排泄，有赖于膀胱和三焦的气化功能。《素问·灵兰秘典论》曰："膀胱者，州都之官，津液藏焉，气化则能出矣"；"三焦者，决渎之官，水道出焉"。三焦气化与肺、脾、肾三脏功能有关，而遗尿的发生主要责之膀胱不能约束，膀胱不约的原因则又与肺、脾、肾、三焦有关。

（一）病因病机

中医学认为，遗尿的发生，首先与肾、膀胱有直接关系。临床多由肾气不足，下元虚冷所致，此外亦有病后体质虚弱，脾肺气虚，或因肝经郁热，湿热下注等，以致膀胱不约为患。

1. 肾气不足，下元虚冷　肾主水液，为先天之本，藏真阴而寓元阳，开窍于二阴，职司二便；肾与膀胱相表里，膀胱为津液之府，主储尿和排尿；小便乃津液之余，其排泄与存贮，赖肾阳之温煦，膀胱之气化。小儿形气未充，若肾气不足，下元虚冷，不能温养膀胱，则膀胱气化失调，水液下趋，封藏失职，不能约束水道而为遗尿。

2. 脾肺气虚，膀胱失约　肺主治节，为水之上源，有输布水液，通调水道，下输膀胱功能；脾属中土，为后天之本，主运化而功能制水。脾肺功能正常，方能维持水液正常输布与排泄。若素体虚弱，或久病所伤，以致肺气不足，治节无权；或脾气虚弱，中气下陷，不能散津于肺，则肺脾俱虚，水无所制，膀胱不约，津液不藏。上虚不能制下，下虚不能承上，水道约束无权，故小便自遗。

3. 肝经湿热，内迫膀胱　肝主疏泄，能调畅气机，通利三焦，疏通水道；肝之经脉环阴器，抵少腹。若肝失疏泄，气郁化火，以致肝经郁热，夹湿下注，内迫膀胱，则发遗尿。诚如《证治汇补·遗溺》所说："遗溺……又有挟热者，因膀胱火邪妄动，水不得宁，故不禁而频来。"

此外，尚有小儿痰湿体质者，往往睡沉不醒，或有因不良习惯等而发生遗尿者。

（二）临床表现

小儿遗尿主要指 3～12 岁儿童，经常在睡眠中小便自遗，轻者遗尿数日发生 1 次，或每夜遗尿，甚者一夜数遗。辨证主要以虚实为纲，并以虚证为多见。

1. **肾气不足** 睡中遗尿，甚则一夜数次，醒后方觉，伴神疲，倦怠乏力，腰酸腿软，肢冷畏寒，小便清长而频数，舌质淡嫩苔少，脉沉迟无力。

2. **脾肺气虚** 睡中自遗，尿频而量不多，伴面黄神疲，倦怠乏力，气短自汗，食欲不振，大便溏薄，舌质淡苔白，脉缓虚弱。

3. **肝经湿热** 睡梦中遗尿，尿量不多而有热感，尿色黄赤而频数，气味腥臊，伴面赤唇红，平素性情急躁，或睡中梦语龄齿，舌苔薄黄或腻，脉弦数。

（三）推拿治疗

中医学认为，小儿遗尿常以下元虚冷、脾肺气虚多见，故治以培元补肾、补脾益气为主；亦有因肝经湿热者，治宜清泄肝经湿热。

1. **下元虚冷**

（1）治则：温阳固肾缩尿。

（2）处方：补肾经 200 次，运八卦、推三关各 100 次，揉外劳宫、揉丹田、揉肾俞、揉命门、擦腰骶部各 200 次。

（3）方义：补肾经、揉丹田、揉肾俞、揉命门、擦腰骶部，温补肾气以壮命门之火，固涩下元；运八卦、推三关、揉外劳宫，温阳散寒，以助补肾壮阳，温固下元之力。

（4）加减：小便频数者，加运水入土、掐揉三阴交。

2. **脾肺气虚**

（1）治则：补脾益气固摄。

（2）处方：补脾经、补肺经各 300 次，补肾经、揉外劳宫各 200 次，运水入土、按揉百会各 100 次，揉中极、按揉膀胱俞各 200 次。

（3）方义：补脾经、补肺经，补脾肺以益气；揉外劳宫、按揉百会，以温阳升提；补肾经、运水入土、揉中极、按揉膀胱俞，以固摄肾气，调膀胱气化。

（4）加减：大便溏泻者，去运水入土，加推大肠、揉脾俞、揉龟尾；

食欲不振者，加运内八卦；气短自汗者，加揉肺俞、脾俞、肾俞。

3. 肝经湿热

（1）治则：清热利湿除遗。

（2）处方：清肝经 300 次，清心经、清小肠各 200 次，捣小天心、推箕门各 100 次，揉二人上马、揉三阴交、揉涌泉各 200 次。

（3）方义：清肝经、清心经、清小肠，可清心肝火以利湿热；揉二人上马、揉涌泉、推箕门，能养阴清热利气；捣小天心、揉三阴交，以镇惊安神。

（4）加减：小便黄赤苔腻，加清脾经；尿频数者，加清补肾经。

（四）注意事项

1. 积极预防和治疗引起遗尿的原发疾病。

2. 夜间家长要注意患儿遗尿时间，定时唤醒小儿起床排尿，从而培养自行排尿。

3. 较大儿童，白天要注意培养按时排尿习惯，建立合理生活起居，勿使过度疲劳。此外，推拿时可结合成人推拿手法。

4. 积极鼓励患儿树立治疗信心，消除顾虑和紧张情绪等不良因素，树立战胜疾病的信心。

（五）附录

1. **疗效评价**　推拿对各型小儿遗尿疗效显著，一般明确辨证，施术 3～10 次即效，可作为本病治疗的重要方法。

2. **典型案例**

案 1：于某，女，13 岁，学生。从小尿床，常每夜遗尿数次。诊为遗尿。病属下元虚冷。施补肾经 500 次，运八卦、推三关各 200 次，揉外劳宫、揉气海、揉肾俞、揉命门、运水入土各 100 次，平推八髎以热为度。每日 1 次，施术 1 周而愈。

案 2：许某，男，6 岁。每周约 1～2 次睡中遗尿，气味腥臭。平素脾气暴躁，易哭闹，小便色黄，大便秘结。诊为遗尿（肝经湿热）。施分手阴阳、清肝经、清心经、清小肠、捣小天心各 200 次，推箕门、补肾经、揉二人上马、揉三阴交、揉涌泉各 100 次。嘱其清淡饮食，每周行 1 次推拿，7 次后遗尿基本停止，又巩固 2 次。2 个月后随访，未再复发。

第十四节　肌性斜颈

斜颈俗称"歪脖子"，一般指一侧胸锁乳突肌挛缩造成的斜颈，又称先天性肌性斜颈。临床可见病侧颈部有一肌性肿块，表现以头歪向患侧、颈前倾、颜面旋向健侧、颈部向患侧活动受限为特征。本病是因一侧胸锁乳突肌纤维化并挛缩而造成的颈部偏斜，多发生于小儿出生2周左右，发病率为 0.3% ~ 0.5%。

造成斜颈的原因目前尚未明了，除先天性畸形学说外，有不少学者认为由胸锁乳突肌局部缺血引起肌纤维化所致。缺血原因可能是多方面的，如胎内头位长期偏向一侧，或产程中肌肉内血管中血流有暂时停滞，以致肌肉供血不足，日后逐渐成为梭状瘢痕组织，或代之以纤维条索而造成的挛缩。

（一）病因病机

中医学认为，本病多因外邪侵袭，颈部经络不通，气血凝滞，结聚不散，经筋受损，以致筋肉失养而拘急挛缩；或由先天不足，精血亏虚，筋脉失养，久而筋肉挛缩，发为本病。

现代医学研究表明，肌性斜颈的病理改变，主要是患侧胸锁乳突肌发生纤维性挛缩，初期可见纤维细胞增生和肌纤维变性，最终则全部为结缔组织所代替。然而，本病病因目前尚不完全清楚，主要有3种学说——产伤学说、宫内发育障碍学说、局部缺血性肌挛缩。但这三方面也不能完全解释本病。

（二）临床表现

患儿在出生后 1 ~ 2 周内，颈部一侧胸锁乳突肌中、下 1/3 处可发现梭形肿物，呈椭圆形或条索状，底部稍可移动。其后，患侧胸锁乳突肌因逐渐挛缩紧张，患儿头部向患侧倾斜，而下颌旋向健侧，患儿颈部向健侧转动时，可见患侧包块突起。少数患儿仅可见患侧胸锁乳突肌在锁骨附着点周围有骨疣样改变的硬块物。

此时若不给予及时有效的治疗，肿块常于生后 2 ~ 3 个月开始逐渐缩小，6 个月后可全部消退。此后，有部分患儿的胸锁乳突肌可挛缩，并逐渐加重，甚者形成一条无弹性的纤维索带。进而颜面部的发育受影响，健侧颜面部产生适应性改变，表现为双侧颜面部大小不对称，头喜欢歪向患侧，下颌转向于健侧。随着儿童的成长，畸形加重，在晚期，可有代偿性颈椎侧弯、胸腰椎侧凸。但有病情轻的患儿可不发生挛缩等病变。

（三）推拿治疗

1. 治则　行气活血，软坚散结，以局部施术为主。

2. 处方

（1）患儿取坐位或仰卧位，施术者以拇指或中、食指螺纹面着力，按揉其患侧胸锁乳突肌及肿块 5 ~ 10 分钟。

（2）施术者以拇、食指相对着力，捏拿其患侧胸锁乳突肌 3 ~ 5 次，以松解粘连（图9-1）；并以拇指螺纹面着力，揉按扶突穴 3 ~ 5分钟，用力宜轻而柔和。

（3）施术者一手扶住其患侧肩部，另一手扶住头顶，双手配合施术，轻扳患儿头部渐渐

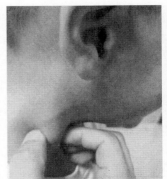

图 9-1　捏拿胸锁乳突肌

向健侧肩部倾斜，逐渐拉长患侧胸锁乳突肌，幅度应由小渐大，在生理范围内反复施术数次（切忌暴力）。

（4）施术者以拇指螺纹面着力，重新在患侧胸锁乳突肌施用推揉法。最后，以拇、食指相对着力，轻拿双肩井穴及背部 1 ~ 2 分钟收势。

3. 方义　按揉及拿捏患侧胸锁乳突肌，能行气活血，改善局部血液循环，缓解肌肉痉挛，松解粘连，促使肿物消散；扳拉牵伸患侧胸锁乳突肌，能放松肌肉，使两侧肌力平衡，久则能纠正畸形，改善和恢复颈部活动功能。

（四）注意事项

1. 尽早发现本病，做到早期诊断，早期治疗，是取得较好治疗效果的重要环节。

2. 在日常生活中，注意采用与头面畸形相反方向的动作或姿势以利于矫正姿势，如利用喂奶、睡眠的枕垫，以及用玩具改变患儿的注意方向等。

3. 施术时应重视配用介质，用力宜轻柔。施按揉手法时，手指与皮肤

不要相互搓动，以免损伤皮肤；行扳法时，用力要轻巧、准确，扳动幅度要适当。

4. 病程超过1年，或因胸锁乳突肌挛缩严重，经推拿治疗持续6个月无效者，可考虑手术治疗。

5. 本病当与骨性斜颈、姿势性斜颈、眼源性斜颈等相鉴别。临床还应注意与其他疾病引起的斜颈、局部肿块相鉴别，如颈椎结核、肿瘤、炎症、骨与关节发育异常等。

（五）附录

1. **疗效评价** 推拿治疗可舒筋缓急，活血行气，软坚消肿，对肌性斜颈有很好疗效，临床可作为首选方法。本症若能早期发现，并给予恰当治疗，一般多数病例能完全恢复正常。若畸形明显，在婴幼儿期未予合理治疗，随年龄增长畸形加重，治疗效果便随之降低。病程超过1年，应考虑手术矫正方法治疗。

2. **典型案例** 马某，女，6个月。父母无意中发现患儿头歪向左侧，就诊时可见左侧胸锁乳突肌较右侧增粗。彩超显示：胸锁乳突肌左侧厚约6.5mm，右侧厚约3.9mm。诊为肌性斜颈。推拿方法：患儿坐位，以拇指按揉其左侧胸锁乳突肌5分钟，放松肌肉；以拇、食指相对着力，捏拿其患侧胸锁乳突肌5次，并以拇指螺纹面着力，揉按扶突穴3～5分钟。轻扳其头部向右侧肩部，反复数次。以拇指螺纹面着力，重新在左侧胸锁乳突肌施用推揉法。最后以拇、食指相对着力，轻拿双肩井穴及背部1～2分钟。5次治疗后，患儿头部基本活动正常，左侧胸锁乳突肌略高于右侧。治疗10次后，复查彩超：胸锁乳突肌左侧厚约4.1mm，右侧厚约4.0mm。

第十五节　脑性瘫痪

脑性瘫痪，又称大脑性瘫痪，简称脑瘫，是指一组持续存在的以姿势和运动功能障碍为主的综合征，是由于小儿在出生前、出生时到出生后1个月内，脑发育尚未成熟阶段，由非进行性脑损伤或发育缺陷所致的脑源性疾病。病变部位在脑，多累及四肢，临床表现多样，运动障碍常伴有感觉、认知、交流、感知和／或行为障碍，以及癫痫和继发性骨化性肌炎问题。临床以早产儿较多见。

西医学认为，脑性瘫痪发生的原因主要有脑部缺氧，难产、产伤、脑血管疾病导致的颅内出血，以及各种颅内畸形、先天性脑积水、母亲在怀孕早期严重营养缺乏或放射线照射损害等。若不及时发现和早期治疗，有可能造成永久性残疾。中医学认为，本病属于"五迟""五软""五硬""痿证""痴呆"等范畴。可由父母气血虚弱，先天不足，以致婴儿出生后，禀赋薄弱，或因后天护养不当，久病缠绵所伤等，使之气血虚损，精气衰弱，以致五脏亏损而发为本病。

（一）病因病机

中医学认为，五脏者，藏精气而不泻。其中，肾为先天之本，藏精而生髓充脑，脑为髓海，乃"元神之府"；心藏神而主血脉，为五脏六腑之主；脾为后天之本，气血生化之源，主运化水谷精微以充养五脏及五体；另有肝藏血而与肾精血同源，肺藏魄而宣五谷味以充身，主一身之气。故脑瘫主要由先天肾精不足、后天脾胃气血失调或疾病所伤，以致肝肾精血亏损，五脏失养，脑髓失充，心神受损，进而经脉气血、四肢百骸、筋骨肌肉等失于充养所致。

1. 先天不足 父母气血不足、精血亏虚，或因母孕过程营养匮乏，或情志所伤等，以致患儿禀赋薄弱，胎育不足，精血亏虚，肝肾受损，脑髓不能完善，进而心智缺失，筋骨失充，肌肉萎缩，日久颓废而为本病。

2. 后天失养 小儿脾胃虚弱，或疾病失治伤脾，精微气血难以生化，五脏精气不得充实，以致精血不足，脑髓空虚，筋骨肌肉失于濡养，加之痰浊内生，神窍闭阻，发为本病。

3. 其他因素 孕妇分娩时产程过长，或生产所伤，致婴儿瘀血内阻；或产时防护不慎，患儿感受邪毒，内侵脑髓，以致邪盛正虚，营血耗伤，五脏受损，经脉空虚，四肢百骸失养，并且气化难行，痰瘀互结，郁阻心窍，元神失聪，发为本病。

（二）临床表现

脑瘫临床表现症状轻重不一，轻者智力多正常，仅有双下肢轻度强直或瘫痪无力，走路步态不稳，两手动作笨拙，可随年龄增长而逐渐改善；重者则运动功能与姿势障碍严重，多伴有智力发育不全，语言能力低下，学习困难，视、听障碍和肢体严重瘫痪。查体可见患儿运动发育落后，如抬头、翻身、抓物、坐、爬、立、行等动作发育迟于同龄正常小儿；肌张力异常，肢体紧张或肌肉瘫软；姿势异常，可见头颈后仰，甚或呈角弓反张、上肢僵直、手紧握拳、下肢硬直交叉、尖足等，或肢体不对称、头颈躯干扭转，或表现为软弱无力的姿势；常有体格发育迟缓，如发迟、齿迟、言语落后、听力及视力异常等；此外亦可有癫痫发生。

中医学认为，本证乃五脏所病，精气所伤，与肝、肾、脾胃及心等脏关系最为密切，并可有痰瘀之邪伴随其中。

1. **肝肾不足**　发育迟缓，面色晦暗，精神呆滞，神志不清，反应迟钝，头颈瘫软，头颅方大，囟门迟闭，或伴有易惊，夜卧不安，盗汗。病久者，筋骨痿弱失用，四肢无力，或肢体僵硬，筋脉拘挛，屈伸不利。舌质淡苔少，指纹色淡红。

2. **脾气虚弱**　发育迟缓，面白无华，神疲乏力，智力低下，发稀萎黄，形体瘦弱，四肢痿软，肌肉松弛，咀嚼无力，言语迟滞，伴有吐舌，口角流涎，食少纳差，大便溏薄或秘结，舌质淡胖苔白腻，脉沉细缓或细弱无力，指纹色淡。

3. **痰瘀心窍**　发育迟缓，面晦色暗，神志不清，精神呆滞，反应迟钝，肢体不遂，筋脉拘挛，屈伸不利，颈项腰背部肌肉僵硬，动作僵硬不协调，伴耳窍不聪，语言不利，吞咽困难，喉间痰鸣，口角流涎，或癫痫发作。舌质胖、有瘀斑瘀点，苔厚腻，脉沉涩或沉滑，指纹暗滞。

（三）推拿治疗

脑性瘫痪的治疗应以促进患儿生长发育，纠正并预防异常姿势，减轻机体损伤，改善运动功能，提高其适应和参与社会能力为目的。故临床对脑瘫应早期发现，治疗要随其生长发育过程坚持不懈。

1. **治则**　脑瘫证情复杂多样，临床应酌情采取相应手法治疗。推拿总以协调阴阳、调理五脏为主，针对病变脏腑所属，经络与经筋所在，采用扶正祛邪、醒神开窍、健脑益智、濡筋通络之法。手法操作宜有力、柔和、深透、持久，施以推、点、按、揉、运、拿、擦、搓、掐、捏、捻、拨、叩、啄、摇、扳、屈伸、扫散诸法。较大患儿应适当结合采用成人推拿手法。依经络循行部位或肌肉走向，采用推法和按法，以推为主，以疏通全身经络，加速全身血液运行，改善皮肤肌肉营养，防止肌肉萎缩，从而强筋健骨，缓解肌肉痉挛，促进肢体活动功能。对全身各处重要穴位，运用点揉、按压等复合手法以开通闭塞、活血止痛、调理脏腑功能。对患儿异常部位肌肉采用揉、按、㨰、拍等手法，肌张力高的肌群用柔缓手法，可缓解痉挛，降低肌张力，并对其相应拮抗肌，或肌力低的肌群，采用重着手法，可提高肌力，以缓解或对抗相应痉挛肌群。采用扳法、摇法、拔伸法等手法，以促进脑瘫患儿肢体关节活动，矫正异常姿势，恢复正常运动。

2. 处方　头部操作：点按神门、百会、四神聪各 1 分钟，推坎宫、开天门各 100 次，揉阳白、揉风池、揉天柱、揉哑门、运太阳穴各 1 分钟，行扫散法（于头部两侧运动区）3 ~ 5 遍。四肢部操作：分阴阳、推三关各 100 次，辨证补泻五脏诸经各 200 ~ 300 次，点按揉肩贞、肩髃、肩髎、曲池、手三里、外关、阳池、合谷、伏兔、风市、血海、委中、承山、足三里、三阴交、悬钟、解溪等穴各 1 分钟，可反复施术 3 ~ 5 遍。背部操作：点按脾俞、胃俞、肝俞、肾俞各 1 分钟，可反复施术 3 ~ 5 遍，推揉脊柱两侧膀胱经穴位、点按华佗夹脊穴等各 5 ~ 10 遍。最后拿揉或搓揉四肢部，并配合四肢部的拔伸、屈伸法等被动活动收势。每日 1 ~ 2 次，每次 15 ~ 45 分钟（具体时间长短可根据患儿年龄、体质情况而定）。2 ~ 4 周 1 个疗程。

3. 方义　点按头部神门、百会、四神聪等穴，以健脑益智；推三关，揉足三里、三阴交，点按脾俞、胃俞、肝俞、肾俞等穴，以补脾益胃，调养五脏；分阴阳、点按揉外关、点按揉阳池等调理三焦气机，以助脾胃运化。阳明经多气多血，治痿独取阳明，故按揉手足阳明经穴，可通调经气，促进气血生化以调补五脏，濡养筋骨。

4. 加减　在基本处方基础上，可酌具体病情重点施术。肝肾不足者，加补肾经、补肝经，按揉肾俞、肝俞、阳陵泉、悬钟、太溪、太冲等穴，以补益肝肾，强壮筋骨；横擦腰骶部，直擦督脉，以温养肾肝；循经推按足太阳膀胱经（承扶至昆仑）、足少阳经（环跳至悬钟）。脾气虚弱者，加补肾经、补脾经、清肝经，揉中脘、心俞、脾俞、胃俞等穴，按揉神门、三阴交、足三里、百会、四神聪等穴，调补脾胃以益气养血；循经推按督脉（大椎至长强）、足阳明胃经（髀关至解溪）。瘀血阻络者，加补肺经、清心经，揉膈俞、膻中、关元、脾俞、肝俞、足三里、曲池、太冲等穴，以行气活血；并重点按揉患侧肢体诸经筋，以活血通络；循经推按足阳明胃经（髀关至解溪）、手太阴肺经（云门至鱼际）。下肢运动障碍者，加点揉环跳、委中、承山等穴；上肢运动障碍者，加点揉曲池、手三里、外关、合谷、后溪等穴；膝关节伸展无力者，加点揉内外膝眼、阴市、梁丘等穴；足内翻者，加揉昆仑、丘墟等穴；足外翻者，加揉三阴交、商丘等穴；尖足者，加点揉足三里、解溪等穴；关节僵硬者，加点揉委中、尺泽等穴；言语落后者，加补心经、揉哑门、揉通里、揉廉泉等穴；流涎者，加补脾经、揉地仓、揉颊车等穴；斜视者，加补肝经、揉按睛明、揉按四白、揉按鱼腰等穴；听力障碍者，加补肾经、揉听宫、揉听会等穴；智力落后者，加补心经、补肾经、揉百会、揉四神聪等穴。

（四）注意事项

1. 脑性瘫痪由特定的脑部病变引起，治疗和恢复较困难，如能早期发现，给予恰当治疗，坚持长期不懈，可有效减小其功能障碍，凸现明显疗效，并且患儿年龄越小往往治疗越有效。

2. 要重视脑瘫患儿调护，保证营养充分，宜予易消化而富营养的食物，如鸡蛋、瘦肉、鱼、小米粥、牛奶等。另外，给予足够的水果和蔬菜，均衡营养是十分必要的。

3. 合理的功能锻炼，包括日常生活动作训练、语言训练，以及预防肌肉挛缩等措施。

4. 脑瘫患儿常身体免疫功能低下，应重视预防和避免传染病及各种感染等危险因素。伴有惊厥、癫痫发作者，宜考虑相关药物配合治疗，预防意外发生。

（五）附录

1. **疗效评价**　推拿是治疗脑瘫的重要方法，如能早期发现和坚持不懈，才可取得理想效果。

2. **典型案例**　车某，男，3 岁 5 个月。因分娩时窒息，患儿缺氧，发育较一般儿童迟缓，体形矮小，1岁6个月学会走路，走路姿势异常，右下肢肌张力高，向内屈曲，走路易摔倒，需搀扶，智力发育尚可。诊为脑瘫（脉血阻络）。治疗主要以缓解腿部肌肉痉挛状态为主，施点按神门、百会、四神聪，推坎宫，开天门，揉阳白、风池、天柱、哑门，运太阳，扫散法于头部两侧运动区各5遍，揉膈俞、揉膻中、揉关元各20次，点按右侧伏兔、血海、委中、承山、足三里、三阴交、悬钟、解溪等穴位各10遍，点按脾俞、胃俞、肝俞，推揉脊柱两侧膀胱经穴位，点按华佗夹脊穴各10遍，最后拿揉或搓揉双下肢，并配合下肢拔伸法等被动活动。经治疗10次后，走路姿势改善，可独立行走20余米。后经断续治疗半年，配合日常锻炼，可独立行走。

附：五迟与五软

五迟、五软皆为小儿生长发育障碍疾患，发病原因主要与先天胎禀不足及生后失于调养有关。五迟，指立迟、行迟、发迟、齿迟、语迟，以发育迟缓为特征；五软，即头项软、口软、手软、足软、肌肉软，以痿软无力为主症。五迟与五软临床证候往往相互并见，主要表现为肝肾不足与脾肾气虚，以致小儿发育障碍，成长不足之证，古称"胎弱""胎怯"。

五迟见于婴幼儿。《医宗金鉴·幼科杂病心法要诀》将古代分述的各类小儿生长发育迟缓之证候，归纳并冠以"五迟"之名。凡小儿达到一定年龄，在生长发育方面较一般正常小儿迟缓，譬如筋骨软弱，不能行步的，叫做行迟；头发细软稀少的，叫做发迟；身体站立不稳的，叫做立迟；语言学习迟慢的，叫做语迟；牙齿生长迟缓的，叫做齿迟。合称"五迟"。五迟临床多以肝肾不足与心血不足见证为主。

五软与五迟多相伴为患。《婴童百问·五软》提出了五软名称，曰："五软者，头软、项软、手软、脚软、肌肉软是也。"《医宗金鉴·幼科杂病心法要诀》认为，五软俗名软瘫，包括头项软、手软、足软、口软、肌肉软。头项软即头项软而无力，不能支持头颅，东倒西歪；手软即手臂痿弱无力，不能握举；足软即足胫痿弱，不能行步；口软即口齿痿弱，唇薄无力，不能咬嚼；肌肉软即皮宽肉松筋弛，不长肌肉。合称"五软"。五软临床多以脾肾两亏与气血虚弱见证为主。

总之，五迟、五软从命名上看，即迟缓和痿软之意。二者均为生长发育障碍，证候表现常互为并见，病属虚弱之证，往往成为痼疾难以恢复。

从病因而论，五迟、五软多属先天禀赋不足，肝肾亏损，后天失于调养，气血虚弱之证。

从病机上看，立迟、行迟、齿迟均与肝肾不足有关。因肾主骨生髓，藏精充骨，齿为骨之余，髓之所充养；肝主筋，筋赖肝藏血以滋养，主束骨而使运动枢利。若肝肾亏损，则骨弱筋痿，故立迟、行迟、齿迟。发为血之余，发迟多由气血亏损所致，并与脾胃肾有关。因肾藏精，精血同源，脾胃为气血生化之源，肾精不足，脾胃虚弱，则血虚发失充养，故发生长迟缓。语言为人类智慧的标志，由心所主，所谓言为心声。心气亏损，则智能减弱而见语言迟缓，而不聪慧。

头项软因筋骨痿弱所致，故病属肝肾不足。因肝藏血主筋，肾藏精主骨，肝肾亏虚，则精血不足，无以濡筋充骨。口齿柔弱，唇薄口软，手足软弱无力，皮松肉弛，皆属脾胃不足。因脾为后天之本，开窍于口，主肌肉四肢，为气血生化之源，若脾胃虚弱，气血生化乏源，则无以充养肌体。

总之，五迟五软乃五脏所病，与肝、肾、脾胃、心等脏关系最为密切。

五迟、五软的治疗皆以扶正为主。如补肝益肾，添精补髓；健脾益胃，补气养血；养心益智，通络开窍等。取督脉和足阳明、太阴经穴及相关背俞穴为主。采用合理推拿或毫针刺用补法，并可用灸法。参考用穴如大椎、哑门、百会、印堂、合谷、足三里、心俞、肝俞、肾俞、脾俞，以及与诸背俞穴外侧平行的足太阳经腧穴，随症选用阴阳跷脉和手足少阴、厥阴经穴等。

五迟、五软乃先天不足，后天失养为患，故多预后较差。临床应重视先天预防，孕期保护胎儿，避免各种损伤，并要做好后天调养。

第十六节　小儿麻痹后遗症

小儿麻痹后遗症属中医学"痿证"范畴，临床以肢体瘫痪痿软，不能站立行走，失去自主活动能力为主症。多因风、寒、湿、热时邪疫毒侵袭，致肺胃失调，津气不布，日久肝肾精血亏损，筋脉失于濡养而发为本病。本病大多发生于1~5岁幼儿，尤以6个月至2岁小儿多见，学龄儿童及成人亦有发生。以夏秋季节发病者多见。

小儿麻痹症临床可分为急性发作期或前驱期、瘫痪前期或瘫痪期、恢复期或后遗症期。急性期属中医温病范畴，后期为痿证。小儿痿证推拿施术重点为恢复期或后遗症期，主要为缓解不适症状，改善组织器官功能，矫正受累肢体畸形，提高生活与生存质量。

（一）病因病机

肺为清肃之脏，主气而朝百脉，推动气血运行于全身；胃为水谷之海，气血生化之源，其经多气多血，主润全身宗筋，以束骨而利关节。风寒湿热，时疫邪毒，由口鼻侵入肺胃二经，蕴蒸肺胃，以致肺热叶焦，宣降失职，津气不布，输布受阻，筋脉失养，而致肢体痿软瘫痪。而肺属金，为水之上源，上源不足，肾水枯涸，水亏不能濡养肝木，则肝肾精血亏损，筋骨脉失于濡养，则筋软骨痿，弛纵不收。同时，胃属阳明，阳明津气亏损，气血生化乏源，百脉空虚，宗筋失用，而见肌肉松弛，筋骨痿软无力。肝藏血主筋，肾藏精主骨，久病不愈，精血亏损，肝肾亏虚，则筋骨痿软，肌肉萎缩，弛缓不收，不能束骨利关节。故本病主要为肺、胃、肝、肾受损，病邪流注经络，肌肉、筋骨痿废之候。

（二）临床表现

本证以肢体痿软瘫痪，肌肉萎缩，骨骼畸形为主症。病位主要在肺、胃、肝、肾。辨证以虚实为纲，实者乃邪犯肺胃，虚者为肝肾虚损，皆经脉筋骨失于充养之候。

西医学将小儿麻痹症临床表现分为3个阶段。

1. 急性发作期或前驱期　初期可见发热，食欲减退，或伴呕吐、腹泻、咳嗽、咽红、全身不适等呼吸系统和消化系统症状。常可于2~3天后退热，诸症消失。

2. 瘫痪前期或瘫痪期　热退后1~6天，常再次发热，并出现烦躁不安、易出汗、肢体疼痛等症状，几天后逐渐出现部分肢体瘫痪。随着热度减退，其他症状逐渐消失，瘫痪也不再发展。瘫痪的特点呈弛缓型，分布不规则，不对称，常见于四肢，以下肢瘫痪最多。如果颈、胸部脊神经受损，可出现膈肌、肋间肌麻痹。延髓受损时可出现咽部肌群麻痹，表现为呼吸障碍等危重症状。

3. 恢复期或后遗症期　瘫痪症状有自然恢复趋势，一般热退 1～2 周，症状恢复逐渐开始。恢复的快慢与神经细胞受损程度有关，一般在 1～6 个月内，如不能完全恢复，常留有不同程度后遗症。此时肌肉明显萎缩，出现各种畸形，如口眼歪斜，头向左或右倾斜，脊柱侧凸，肩关节脱臼，膝反张或外展，足内翻、外翻，马蹄足，仰趾足等。

（三）推拿方法

本病急性发作期和瘫痪前期，治疗多以祛邪为主，应积极采取中药、针灸等综合治疗措施。恢复期或后遗症期可首选推拿与康复治疗，多施术于手足阳明经、督脉、足太阳经循行部位及相关腧穴。手法要求由轻而重，柔和深透。

1. 受术者取坐位，施术者站立其前侧。①面部：用拇指螺纹面着力，推揉攒竹穴斜向鱼腰、瞳子髎、颊车、地仓等穴，反复施术 5～6 遍。②颈及上肢部：先用拇指螺纹面着力，按揉自天柱穴至大椎、肩井等穴处，反复施术数遍，再用按揉法施于肩关节周围；然后先以全掌着力，施向心性推抚于上肢内外侧，再以拇指与其余四指相对着力，施拿法自上臂至肘关节，向下沿前臂至腕部，反复施术数遍；并以拇指螺纹面着力，按揉肩髃、曲池、合谷等穴。最后施以肢体被动运动法，并拿肩井收势。

2. 受术者取俯卧位，施术者站立其一侧。先用全掌着力施向心性推抚法于下肢外后侧，继以侧掌擦法，从腰骶部起，向下至臀部，再循大腿后侧向下至足跟，反复施术数遍；并配合以拇指螺纹面着力，按揉命门、肝俞、肾俞、腰阳关、环跳、承扶、委中等穴。

3. 受术者取仰卧位，施术者站立其一侧。先以全掌着力，施向心性推抚法于下肢内后外侧 5～6 遍，继用侧掌擦法，并以拇食指相对着力施拿法，自腹股沟向下，经股四头肌至小腿外侧，反复施术数遍；并配合以拇指螺纹面着力，按揉伏兔、梁丘、足三里、阳陵泉、绝骨、解溪、昆仑等穴。最后施以肢体被动运动法结束。踝关节畸形者，以一手握其踝上部，一手握足掌，分别沿顺、逆时针摇动踝关节数次，并重点施侧掌擦法和拇指螺纹面揉法于畸形部位。

（四）注意事项

1. 小儿麻痹症急性进展期一般不首选推拿疗法，但推拿治疗的尽早介入，更有利于肢体功能恢复，减轻瘫痪程度和畸形发生。

2. 适时积极的功能锻炼，有利于恢复肌力，但应把握适宜的尺度、数量和方法，循序渐进，以不引起明显的疼痛和疲劳感为度。

（五）附录

1. **疗效评价**　推拿疗法对小儿麻痹后遗症有较好疗效，可作为临床首选方法，结合科学的功能锻炼及中药方脉综合治疗，有助于其更好恢复。

2. **典型案例**

案 1：邹某，男，12 岁。3 岁时发高热，病后出现下肢痿软瘫痪。曾经针灸治疗月余，肢体稍有好转，但仍不能下地行走。检查患肢肌肉萎缩无力，不能自主屈伸。经施相关推拿手法治疗共 58 次，诸症状基本消失，并能上学读书。

案 2：孙某，男，11 岁。出生 9 个月时，突然高热，持续一昼夜，后出现右上、下肢瘫软无力，不能运动，伴左下肢发凉。10 年来患儿仅能坐起，不能站立，走路靠爬行，大小便不能自理。曾做过埋线、割治、针刺等治疗，均无明显效果。后经半年针灸治疗，两下肢肌肉张力和萎缩稍有好转，但仍不能站立和行走。查体：局部肌肉萎缩，髋关节松弛。施针灸配合推拿治疗 120 余次，即能站立，每次可行走 10 余步。

案 3：安某，女，5 岁，俄罗斯人。患儿 4 岁时因小儿麻痹症出现脊柱胸段右侧弯，左肩明显低于右肩，呼吸正常，活动尚可。治疗主要以矫正脊柱畸形为主。患儿俯卧位，先以掌根揉脊柱两侧竖脊肌，再以拇指点按肋骨后凸最高点，后以掌根按压肋骨高点，其间配合拇指由胸段侧弯棘突右侧向左推，大鱼际于高点下压，反复施术 20 次，以患儿能耐受为度。然后取患儿坐位，于脊柱侧弯节段肋骨，逐一前推，每部位 5 次。经治疗 3 个月 25 次左右，患儿脊柱侧弯改善，高低肩明显减轻，患者家属满意，嘱其回国后配合运动训练，改善症状。

第十七节　软组织损伤

一、踝关节扭伤

踝关节扭伤包括相关肌腱、韧带、关节囊等软组织损伤，又称踝缝伤筋，可发生于任何年龄。小儿关节组织柔弱，尤其学龄儿童活动量较大，因而发病较多。

踝关节是人体四肢关节活动最多、负重最大的关节，其周围有强壮的韧带保护，以维持关节的稳定，但其外侧副韧带较内侧薄弱，且关节的内翻活动度大于外翻活动度，故临床以外侧副韧带损伤较多见。踝关节扭伤临床分为内翻扭伤和外翻扭伤两类，本节重点讨论踝关节内翻扭伤。

（一）病因病机

本病多由于外力（体育运动、行走、跑跳或下楼梯、下坡时不慎踩空，或骑车跌倒，足部受力不稳，致使踝关节过度内翻或外翻等）因素，使踝关节相关肌肉、韧带、肌腱等软组织损伤，经筋受损，经络气血运行不畅，气滞血瘀而致。

（二）临床表现

有踝关节外伤史。局部肿胀疼痛，皮下瘀血，踝关节活动功能障碍，外翻扭伤疼痛以屈伸和内翻活动为甚。局部压痛明显，跛行，甚或不能站立和行走，足不能触地等。

（三）推拿治疗

1. 治则　舒筋通络，活血化瘀，消肿止痛。以局部取穴为主。

2. 取穴　解溪、商丘、丘墟、昆仑、绝骨、阳陵泉。

3. 手法　揉法、按法、拿法、拔伸法、搓法、擦法。

4. 操作

（1）患儿仰卧，医者立于患肢前侧。先用拇指按揉小腿前外侧，约 1 ~ 2 分钟；再按揉解溪、商丘、丘墟、昆仑等踝部周围诸穴，约 2 ~ 3 分钟；然后施按揉法，自外踝经小腿外侧至阳陵泉穴数遍。

（2）医者以拇指按揉踝关节损伤局部及周围相关腧穴，并分别点按解溪、丘墟、昆仑、绝骨、阳陵泉等穴，施力由轻到重，每穴操作半分钟。

（3）医者一手托住患侧足跟，拇指按在伤处局部，另一手握住足跖部，两手稍加合力向下拔伸，并施轻度内翻和外翻活动，或将踝关节尽量背伸及轻度环转，施术约 2 ~ 3 分钟。

（4）医者先以拇指与四指相对着力，沿小腿诸经自上而下，反复施拿揉法 2 ~ 3 分钟，然后双手掌相对着力，施搓法约 2 分钟。

（四）注意事项

1. 推拿治疗前，应排除骨折与关节脱位等。

2. 局部防寒保暖，宜抬高患肢，以利于肿胀消退。

3. 不宜过早下地行走，练习行走时，注意脚面平稳，防止踝关节做内、外翻扭动。

4. 早期可配合中药外敷、熏洗等方法，以提高疗效。

（五）附录

1. **疗效评价**　适宜的推拿手法对小儿踝关节扭伤尽快康复具有很好的作用，可作为临床主要治疗方法。

2. **典型案例**　熊某，男，6 岁。因活动不慎扭伤，致外踝肿胀，活动受限。X 线片示骨质未见明显异常。诊为踝关节扭伤。治疗：患儿仰卧，医者立于患肢前侧。先用拇指按揉小腿前外侧，再自外踝经小腿外侧至阳陵泉，按揉数遍。继以拇指按揉踝部，先从外踝处开始，至周围解溪、丘墟、昆仑等穴，力量由轻到重，每处操作半分钟。最后一手托住足跟，拇指按在伤处局部，另一手握住足跖部，两手稍用力向下拔伸，同时进行轻度内翻和外翻及旋转活动，时间为 2 ~ 3 分钟。嘱其避免大幅度活动，1 次减轻，2 次愈。

二、髋部扭伤

小儿髋部扭伤又称外伤性髋关节炎、髋关节一过性滑膜炎、暂时性髋关节炎，俗称掰髋、小溜胯，是 3 ~ 10 岁儿童的常见病证。

髋关节属杵臼关节，股骨头大半都在关节窝内，关节囊较紧，周围的韧带和肌肉比较坚实稳固，伤筋的发生率较低。但由于小儿股骨头发育尚未成熟，关节囊和关节韧带较松，所以小儿髋关节扭伤的机会比成人为多。

（一）病因病机

由于儿童髋关节解剖特点的原因，其活动幅度比成人要大，当下肢长期过度外展、外旋，以及摔跤或从高处坠下时，髋关节过度外展、内收、屈曲等，均可使关节囊损伤。在髋关节过度外展时，股骨头从髋关节内被拉出一部分，由于关节腔内的负压作用，可将髋关节内侧松弛的关节滑膜吸收入关节间隙，当股骨头恢复原位时部分滑膜被嵌顿于关节间隙，股骨头不能完全回复到原来位置，关节囊被挤压后，加之复受风寒，引起关节滑膜炎而致关节疼痛、活动严重受限。

（二）临床表现

下肢略呈外展、外旋状，步态缓慢，体斜跛行，若快走时，则脚尖着地，身体晃动，跛行愈加明显。主动或被动内收、外旋髋关节时疼痛加剧。与直立体位对比，双下肢呈假性变长，骨盆向患侧倾斜。患侧髋关节与健侧相比较，可有肿胀和隆起，按压时有深压痛。

（三）推拿治疗

1. **治则**　理筋整复，解痉止痛。以局部取穴为主。

2. **取穴**　居髎、环跳、足三里、阳陵泉、阿是穴。

3. **手法**　按法、揉法、摩法、摇法、搓法。

4. **操作**

（1）患儿仰卧位，医者用拇指按揉居髎、环跳、足三里、阳陵泉、阿是穴各1分钟。

（2）患儿仰卧位，医者站在患侧，用一手虎口按压患侧腹股沟处，另一手握住小腿远端，将患肢拉直，环转摇晃6～10次。然后握住患侧踝部，在拔伸牵引基础上，将患肢髋、膝关节尽量屈曲，用力向下按压，使膝靠近胸部，足跟靠近臀部，再将按患侧腹股沟部的手，改按膝部，嘱患者向健侧翻身，而按膝部的手，改用拇指顶按住坐骨结节后下方，用力向上推按，同时缓缓将患肢伸直。

（3）医者用食、中、无名三指螺纹面着力，摩患侧腹股沟部2～3分钟。

（4）医者用双手掌面相对着力，于患腿内、外侧，自上而下施搓法3～

5 遍收势。

5. **方义**　按揉居髎、环跳、足三里、阳陵泉、阿是穴，以舒筋通络、解痉止痛；摇、拔、屈伸髋关节，理顺关节，使滑膜还原，股骨头回复原来位置。搓患肢，促使复位后肌肉进一步放松，有活血祛瘀作用。

（四）注意事项

1. 术后适当休息，防止患肢外展、外旋，可配合活血化瘀中药热敷，局部保暖，避免受寒。

2. 一般情况下，3 天至 2 周内患肢可恢复正常，如 2 周后症状仍不减轻者，须进一步检查，或考虑其他疾患。

（五）附录

1. **疗效评价**　推拿对本病具有很好疗效，可作为早期临床首选治疗方法。

2. **典型案例**　孙某，男，3 岁。高处坠落后，右下肢疼痛，活动受限，有跛行。查体：双侧臀纹尚可，右下肢屈曲尚可，外旋受限。X 线片未见明显异常。诊断为髋部扭伤。治疗：先放松髋关节周围肌肉，点按居髎、环跳、阿是穴等，后以左手虎口按住其右侧腹股沟处，右手握住其踝部，缓慢牵拉屈曲将膝关节压向胸口，缓慢外旋拉伸，再以左手拇指抵住其坐骨结节后下方，向上推按的同时，做缓慢屈曲拉伸动作。反复施术 3次后，疼痛明显减轻，下床后活动自如。

三、桡骨头半脱位

小儿桡骨头半脱位，俗称"掉胳膊""肘脱环"，是指肘关节在伸直时腕部受到牵拉，桡骨头脱离了正常位置而引起的一系列临床证候，多见于2～5岁小儿。由于它不具备半脱位的全部体征，X 线片也不能显示半脱位的改变，从病理上讲只是关节囊或韧带被嵌顿，所以也称"桡骨头假性脱位"；也有学者从病因的特点出发，称之为"牵拉肘"。

（一）病因病机

5 岁以下小儿，因桡骨头上端发育尚不健全，桡骨头与桡骨颈的直径几乎相等，有时桡骨头直径还小于桡骨颈，肘关节囊与环状韧带松弛而薄弱。小儿在肘关节伸直时，若过度牵拉小儿前臂，如穿衣、走路跌倒时腕部被成人握住,肘部受到突然的牵拉力,使肱桡关节间隙加大,桡骨头易从包绕桡骨颈的环状韧带中滑脱,关节内负压骤增,关节囊和环状韧带被吸入肱桡关节间隙,阻碍桡骨头回复原位,即形成桡骨头半脱位。

（二）临床表现

伤后患儿立即哭闹,主诉肘部疼痛,拒绝抚摸,不肯举手及持物。伤肘保持半屈位,前臂处于旋前位。检查患侧肘关节,肘前外侧桡骨头处有压痛,肘关节屈曲活动良好,但前臂不能旋后,肩部及锁骨均正常。

（三）推拿治疗

1. **治则**　理筋整复。

2. **手法**　按法、屈伸法。

3. **操作**　行手法复位,不需麻醉。家长抱患儿于坐位,并固定其患肢上臂。医者面向患儿,一手握患肢肘部,以拇指压住桡骨头外侧稍前方,另一手握伤肢腕部,稍用力牵引前臂进行旋后、过伸,然后将患侧肘关节屈曲至最大限度,即可听到轻微的弹响声或局部弹跳感觉,表示已复位（图9-2）。伤肘疼痛即刻消失,前臂可上举,手能握物。

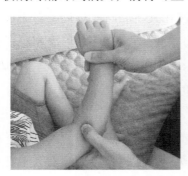 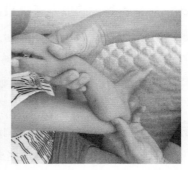

图 9-2 ①　桡骨头半脱位整复法　　图 9-2 ②　桡骨头半脱位整复法

（四）注意事项

1. 手法治疗小儿桡骨头半脱位,效果明显,一般复位后,患儿肘部疼痛立即消失,停止哭闹,肘关节屈伸自如,一般不需要固定及药物治疗。

2. 桡骨头半脱位 1～2 天后尚未整复,或经用不当按揉,局部出现肿胀疼痛者,则术后常不能立即恢复正常,需在肘关节桡侧施轻柔揉法,或热敷 2～3 天,并用三角巾屈肘 90°悬吊 1 周。

3. 嘱患儿家长避免牵拉患臂，穿衣时先穿患侧、后穿健侧，脱衣服时先脱健侧、后脱患侧，以防再发。

（五）附录

1. **疗效评价**　恰当的推拿整复手法简便快捷，对本病具有理想效果，应作为临证首选方法。

2. **典型案例**　曲某，女，4 岁。摔倒后右上臂疼痛，来诊时肘部呈半屈曲位，前臂屈伸和旋转受限。X 线片未见骨折征象，各骨关节无明显移位。诊断为桡骨头半脱位。以左手握住其肘部，并以拇指按其桡骨头外侧；右手握住其手腕，做牵引旋后拉伸；后双手合力将肘关节屈曲至最大限度，左手拇指下有轻微弹响，复位成功。疼痛消失，可自由抓取物品。

四、分娩性臂丛神经损伤

臂丛神经损伤是由多种外力因素引起的一种周围神经损伤。新生儿因产伤臂丛神经干或神经根而引起上肢麻痹，称分娩性臂丛神经损伤，亦称产伤麻痹或产瘫。臂丛神经受伤后，患儿上肢功能部分或完全丧失，往往遗留终生残疾。

（一）病因病机

产妇生产时，助产人员在娩出肩部时，过急过猛用力牵拉小儿头部，使一侧颈部和肩部过度分离，造成臂丛神经的牵引和撕裂损伤；臀位产时，向侧方用力牵拉躯干和颈部使头部娩出时，造成臂丛神经拉伤；难产或滞产时，受产钳挤压或外力牵拉损伤臂丛神经等，均可引起相关肌群麻痹。临床常见的是上臂麻痹，其次是前臂麻痹，亦有损伤严重者以致全臂麻痹。

（二）临床表现

1. **上臂麻痹**　主要为三角肌、冈上肌、冈下肌、小圆肌、部分胸大肌、旋后肌等不同程度受累，表现为患肢下垂，肩关节不能外展及上举，肘部微屈和前臂旋前。

2. **前臂麻痹**　常于出生后相当长时间才被发现，主要症状为手的大、小鱼际肌萎缩，手指不能屈曲，拇指不能对掌，尺神经麻痹，手指不能内收与外展，常有臂部感觉障碍。

3. 全臂麻痹　患儿出生后即可发现上臂、前臂或全臂不能自主运动，锁骨上窝可能因出血而有肿胀，一般上肢有内收、内旋的肌挛缩，肱骨头有半脱位和肩峰下垂现象，并可出现前臂桡侧部感觉消失。

（三）推拿治疗

1. 治则　通经活络，行气活血。以局部取穴为主。

2. 处方　掐揉五指节、老龙，按揉大椎、天宗、秉风、肩髃，拿揉肩井，按揉曲池、手三里、合谷、极泉等穴；并做肩、肘、腕关节被动摇、屈伸活动；最后搓上肢，揉手掌，捻五指。

3. 方义　掐揉上肢部诸穴，能通经活络，濡养诸筋；按揉诸筋，摇动、屈伸各关节，能行气活血，促使臂部肌肉、神经功能恢复。

4. 操作

（1）患儿取坐位，医者以拇指螺纹面着力，自大椎循肩井、天宗、秉风、肩髃、肩髎等部位施揉法，并点按诸穴，反复施术5分钟。

（2）以拇指螺纹面着力，分别循经按揉肩髃、臂臑、曲池、手三里、外关、合谷等穴，反复施术5分钟。

（3）用食指、中指、无名指螺纹面着力，摩中府穴，并转向极泉穴处，反复施术1~2分钟。

（4）医者以一手拇、食指分别固定于患儿肩、肘、腕关节处，另一手施关节屈、伸、摇被动运动，各5~10次。

（5）医者两手掌相对着力夹持患肢，从上而下施搓揉法2~3遍；用拇、食指相对着力，分别于手掌及五指施揉捻法2~3遍。

（四）注意事项

1. 手法操作宜柔和，切忌粗暴施力；被动运动宜动作和缓，切忌强拉硬扳。

2. 抱起患儿时应轻柔，注意保护患肢，防止发生肩关节脱位。

3. 注意营养供给，多吃高蛋白和富含维生素食物；患肢局部注意防寒保暖，重视功能锻炼。

（五）附录

1. **疗效评价**　推拿对本病早期病例有很好的效果，若能尽早发现，及时干预，可有效改善症状，可作为治疗的主要方法。

2. **典型案例** 田某，男，9个月。就诊检查：左手大、小鱼际肌均萎缩，手指不能屈曲，拇指不能对掌，手指不能内收与外展。经询问患儿有难产史，考虑为臂丛神经损伤。治疗：患儿取坐位，先以拇指按揉肩井、天宗、秉风、肩髃、肩髎、曲池、手三里、外关、合谷等穴，往返施术5分钟。再用食指、中指、无名指摩中府至极泉，往返施术2分钟；然后以左手拇、食指，分别固定患儿肩、肘、腕关节处，做屈、伸、摇各5次；最后两手掌夹持住患肢，从上至下轻轻搓揉3遍，并用拇、食指揉捻五指3遍。治疗10次后，大鱼际肌萎缩略有好转，拇指有轻微握手动作。继续治疗20次，拇指改善较明显，有明显动作，肌肉萎缩好转，其余手指表现较差。

第十章

小儿按摩
保健

小儿从出生到成年，处于不断生长发育的过程中，无论是形体解剖，还是生理病理、疾病免疫等方面，都与成年人有所不同，且年龄越小越显著。因此，不能把小儿看作成人的缩影。历代儿科医家有关的论述很多，归纳起来，其生理特点主要表现为"脏腑娇嫩，形气未充""生机蓬勃，发育迅速"，病理特点主要表现为"发病容易，传变迅速""脏气清灵，易趋康复"。掌握这些特点，对小儿的健康保育及疾病防治都具有重要意义。

根据小儿的生理病理特点，以中医理论为指导，运用按摩手法应用于小儿机体的体表特定部位或穴位上，以调整脏腑经络气血功能，从而达到防治疾病，促进小儿健康发育成长的目的，称小儿按摩保健。小儿按摩保健距今已有一千多年的悠久历史。唐代孙思邈《备急千金要方》载："小儿虽无病，早起常以膏摩囟上及手足心，甚避寒风。"说明小儿按摩具有强身健体、预防疾病的良好作用。

小儿按摩保健具有简便易行，朝夕可做，效果明显，安全可靠，无副作用，易为小儿接受的特点。

小儿按摩保健方法很多，本章主要分节介绍针对小儿生长发育、脏腑功能及全身重点部位的按摩保健方法。

第一节　婴儿按摩保健

小儿从满月到周岁称为婴儿，或称乳儿。婴儿期，小儿生机蓬勃，发育迅速，身高体重增长很快。但由于脏腑娇嫩，形气未充，尤其 6 个月以后，母体获得免疫抗体逐渐消失，故易患疾病。对婴儿进行合理的皮肤、肌肉按摩，能增加淋巴液、组织液循环，加强肌肉活动，对促进生长发育，增加身高，增强体质，减少疾病发生均有明显作用。具体按摩方法如下：

1. **握推小腿**　婴儿仰卧位，两臂置体两侧，术者一手托住婴儿一侧踝部，另一手拇指与余指螺纹面相对，全掌着力，轻轻握住婴儿足踝部，自下而上依次连续向前推摩，然后按摩另一条腿。

2. **推抚胸部** 术者以两手掌着力，在婴儿胸部向上、向侧方轻轻缓慢地推抚。

3. **摩擦脚掌** 术者以一手握住婴儿同侧小腿，用另一手拇指螺纹面着力，自后向前摩擦婴儿脚掌，然后按摩另一侧脚掌。

4. **摩擦胸部** 术者两手置婴儿胸部两侧，四指固定不动，以拇指螺纹面着力，反复摩擦婴儿胸部。

5. **捏揉大腿** 术者以一手拇指与余四指螺纹面相对着力，自下而上揉捏大腿部。

6. **揉捏臀部** 婴儿俯卧位，术者拇指与余四指螺纹面相对着力，轻轻地揉捏、提拉和分离婴儿臀部。

7. **拍背部** 术者两手掌着力，交替轻轻拍婴儿背部。

8. **拍臀部** 术者一手轻按婴儿两小腿，另一手手掌着力，轻拍婴儿臀部。

9. **捏提脊背** 术者以拇指螺纹面与食指桡侧面相对着力，从尾骨端捏至大椎穴 3～5 遍（参见小儿捏脊保健节）。

第二节　小儿健体按摩保健

　　小儿的生理特点是脏腑娇嫩，形气未充，各器官功能发育尚未完善。因此，小儿对各种疾病的抗御能力比较薄弱，容易患各种疾病。为了增强小儿体质，提高机体的免疫力与抗病能力，有利于其更好地生长发育，以增强小儿体质为目的的健体按摩保健是一种行之有效的方法，尤其适用于身体虚弱小儿。具体按摩方法如下：

　　1. **推脾经** 术者一手将小儿手握住，并将其拇指末节屈曲固定，另一手以拇指螺纹面或桡侧面着力，在屈曲的拇指上，由指尖向指根做向心性直推 300～500 次（也可旋推小儿拇指末节螺纹面）。

　　2. **运内八卦** 术者以拇指或中指螺纹面着力，以小儿掌心为圆心，沿从圆心到中指根的 2/3 为半径画的圆做顺时针运法，操作 100～300 次。

3. **揉板门** 术者以拇指端或中指端着力，揉小儿手掌大鱼际平面 300～500 次。

4. **推小肠** 术者以拇指螺纹面或桡侧面着力，自小儿小指指尖沿掌侧后缘，直推至指根 300～500 次。

5. **揉二人上马** 术者以拇指或中指端着力，揉小儿手背第 4、5 掌指关节后凹陷中 100～300 次。

6. **推肾经** 术者以拇指螺纹面或桡侧面着力，自小儿小指根沿掌侧面，向指尖方向直推 300～500 次。

7. **揉膊阳池** 术者以拇指或中指端着力，揉小儿手腕背侧横纹正中后 3 寸处 100～300 次。

8. **运水入土** 术者以拇指螺纹面或桡侧面着力，自小儿小指尖经掌面稍偏尺侧，沿手掌边缘，运至拇指尖端 100～300 次。

9. **摩腹** 术者以手掌面或四指螺纹面着力，于小儿小腹部做顺时针及逆时针方向运摩 5 分钟。

10. **按揉足三里** 术者以双手拇指端着力，按揉小儿两侧足三里 100～200 次。

11. **揉丹田** 术者以拇指螺纹面着力，揉小儿小腹部丹田穴 100～200 次。

12. **推三关** 术者以拇指桡侧面或食、中指螺纹面着力，沿小儿前臂桡侧，自腕横纹直推至肘横纹 100～300 次。

13. **按揉涌泉** 术者以双手拇指螺纹面着力，按揉小儿两涌泉各 100～200 次。

14. **捏脊** 术者以拇指螺纹面与食指桡侧面相对着力，从尾骨端向上捏至大椎穴 3～5 遍（参见小儿捏脊保健节）。

第三节　小儿健脾胃按摩保健

小儿为"稚阴稚阳"之体。一方面生机蓬勃，发育迅速，体格、智力及脏腑功能均不断向完善和成熟方向发展，而其所需营养物质，均需脾胃化生之气血供应，因而决定了脾胃在小儿生理上的重要地位；另一方面，小儿"脏腑娇嫩，气血未充"，胃肠幼弱，消化力薄，且又因生长发育快，所需营养物质多，因而小儿脾胃运化水谷的负担相对过大。如果喂养不当，极易引起脾胃功能紊乱，造成脾胃病的发生。故明代《育婴家秘》有小儿"脾常不足"之说。针对小儿脾胃生理特点，恰当实施按摩保健，有健脾和胃、调理胃肠、改善食欲、促进小儿生长发育、增强小儿体质的作用，并且也是预防和减少小儿各种脾胃疾病发生的首选方法。具体按摩方法如下：

1. **推脾经** 术者一手将小儿手握住，并将其拇指末节屈曲固定，另一手以拇指螺纹面或桡侧面着力，在屈曲的拇指上，由指尖向指根做向心性直推 300～500 次（也可旋推小儿拇指末节螺纹面）。

2. **推大肠** 术者以拇指螺纹面或桡侧面着力，沿小儿食指桡侧缘，自指尖直推至指根 300～500 次。

3. **运内八卦** 术者以拇指或中指螺纹面着力，以小儿掌心为圆心，沿从圆心到中指根的 2/3 为半径画的圆做顺时针运法，施术 100～300 次。

4. **揉板门** 术者以拇指端或中指端着力，揉小儿手掌大鱼际平面 300～500 次。

5. **推胃经** 术者以拇指螺纹面或桡侧面着力，自小儿拇指根向掌根方向推大鱼际桡侧缘 300～500 次。

6. **分推大横纹** 又称分阴阳。术者以两手拇指螺纹面或桡侧面着力，自小儿掌后横纹中间向两侧分推 100～300 次。

7. **运水入土** 术者以拇指螺纹面或桡侧面着力，自小儿小指尖经掌面稍偏尺侧，沿手掌边缘，运至拇指尖端 100～300 次。

8. **揉外劳宫** 术者以拇指端或中指端着力，揉小儿手背中央第 3、4 掌骨间，与内劳宫相对处 100～300 次。

9. **按揉足三里** 术者以双手拇指端着力，按揉小儿两侧足三里 100～300 次。

10. **揉涌泉** 术者以拇指端或中指端着力，揉小儿涌泉 100～300 次。

11. **摩腹** 术者以手掌面或四指螺纹面着力，顺时针或逆时针方向摩小儿腹部 5 分钟。

12. **分推腹阴阳**　术者以两手拇指螺纹面或桡侧面着力，自小儿中脘斜向两胁下软肉处分推 100 ~ 300 次。

13. **揉脐法**　术者以拇指螺纹面着力，揉小儿肚脐 100 ~ 300 次。

第四节　小儿保肺按摩保健

中医学认为，"肺为娇脏"，易感外邪。且小儿脏腑娇嫩，更易因气候骤变，寒温失调，而感邪入肺，引起感冒、咳喘等疾病。实施保肺按摩保健，能够调理小儿脏腑功能，促进小儿生长发育，增强小儿体质及其抗病能力，有扶正祛邪，宣肺固表，预防和减少感冒、咳喘等呼吸道疾病发生的作用，尤其适用于呼吸系统不健康，反复感冒的小儿。具体按摩方法如下：

1. **揉乳旁**　术者以中指或食指螺纹面着力，揉小儿乳头旁 2 分 100 ~ 300 次。

2. **补肺经**　术者以拇指螺纹面着力，自小儿无名指指尖向指根方向推末节螺纹面 300 ~ 500 次。

3. **分推大横纹**　又称分阴阳。术者以两手拇指螺纹面或桡侧面着力，自小儿掌后横纹中间向两侧分推 100 ~ 300 次。

4. **推天柱骨**　术者以拇指或食、中指螺纹面着力，自小儿枕骨下，向下直推至大椎穴 300 ~ 500 次。

5. **掐揉四横纹**　术者以拇指指甲着力，掐小儿该穴 3 ~ 5 遍；然后，以拇指螺纹面着力，揉该穴 300 ~ 500 次。

6. **推脾经**　术者一手将小儿手握住，并将其拇指末节屈曲固定，另一手以拇指螺纹面或桡侧面着力，在屈曲的拇指上，由指尖向指根做向心性直推 300 ~ 500 次（也可旋推小儿拇指末节螺纹面）。

7. **运内八卦**　术者以拇指或中指螺纹面着力，以小儿掌心为圆心，沿从圆心到中指根的 2/3 为半径画的圆做顺时针运法，施术 100 ~ 300 次。

8. **揉板门**　术者以拇指端或中指端着力，揉小儿手掌大鱼际平面300～500次。

9. **摩腹**　术者以手掌面或四指螺纹面着力，顺时针或逆时针方向摩小儿腹部5分钟。

10. **推三关**　术者以拇指桡侧面或食中指螺纹面着力，沿小儿前臂桡侧，自腕横纹直推至肘横纹100～300次。

11. **捏脊**　术者以拇指螺纹面与食指桡侧面相对着力，从尾骨端捏至大椎穴3～5遍（参见小儿捏脊保健节）。

第五节　小儿健脑益智按摩保健

小儿大脑发育最快的时期，是在出生后第1年。到3岁时，大脑皮质细胞已大致分化完成。8岁时已与成年人无大差别，以后的变化主要是细胞功能的日渐成熟与复杂化。大脑生长发育过程的快慢，是小儿智力开发得好与差的重点。智力开发越早越好，而3岁以前更为关键。小儿健脑益智，除了要注意调整饮食结构、营养搭配等食疗保健方法外，按摩保健手法尤能促使孩子更加聪明和健康成长。具体按摩方法如下：

1. 小儿俯卧位。术者以大鱼际或小鱼际着力，沿脊柱上下做擦法，以局部发热为宜；然后以拇指螺纹面着力，揉点肝俞、脾俞、肾俞诸穴各1分钟。

2. 小儿仰卧位。术者以五指螺纹面着力，在小儿头部两侧做轻拨法、拿揉法，再沿眉弓做扫散法数遍；然后以拇指或食指螺纹面着力，分别揉点太阳、头维、百会、四神聪、风池、强间、天柱诸穴各0.5分钟。

3. 小儿坐位。术者以手掌着力，在其枕后部施搓揉法，以温热为宜；再以拇指与余四指螺纹面相对着力，拿揉肩部；以拇指螺纹面着力，揉点风府、肩井、合谷、后溪诸穴各1分钟。

4. 术者以拇指端或中指端着力，揉二人上马30分钟。

第六节　小儿安神按摩保健

小儿"稚阴稚阳"之体表现的另一生理特点是机体柔嫩，气血未充，经脉未盛，神识未发，精气未足，神气怯弱，神经系统发育未全，对外界事物刺激反应敏感。因而惊触异物，耳闻异声，皆易惊恐，甚至神气散乱而致惊厥，尤其在患病时更加明显。故《丹溪心法》有小儿"肝常有余"之说。运用按摩保健的方法能够培补元气、柔肝息风、安神定志，对提高小儿对外界环境的适应能力，促进智能发育，保护小儿身心健康具有很好的作用。具体按摩方法如下：

1. 术者一手握小儿手，并以拇、食指固定其食指，另一手以拇指端桡侧着力，施清、补肝经各 5 分钟；再以食指端着力，施捣揉小天心 100 次；然后以食、中指螺纹面同时着力，施清天河水 5 分钟。

2. 术者以拇指螺纹面着力，分别揉摩小儿十指螺纹面 2 分钟。

3. 术者将小儿抱起，使之俯伏于肩部，将食、中、环三指并拢，螺纹面着力，轻轻而有节奏地自大椎穴向下叩拍督脉，以及两侧足太阳经的心俞、膈俞、肝俞、胆俞、肾俞等穴，直至尾闾部，施术 2～3 分钟。

第七节　小儿捏脊保健

小儿捏脊保健是以中医学理论为指导，通过捏拿小儿脊背所产生的良性刺激，达到健身防病目的的一种方法。它是中医按摩保健的一个组成部分，常用于小儿疳积，故又称"捏积"。然而，捏脊不仅适用于小儿，亦是调理成人身体虚弱者的有效方法。

捏脊是按摩手法中的一种特殊方法，具有调整阴阳、理气活血、调理脏腑、疏通经络、培元补虚、强身健体、促进发育、预防疾病的作用，因而为人们重视。小儿捏脊保健可 3 天施术 1 次，长期坚持，可收到满意效果。具体捏脊保健方法如下：

小儿俯卧位，术者先以双手掌着力，从大椎穴旁沿足太阳膀胱经自上而下轻轻地揉1遍，或推抚3次；再以双手拇指螺纹面与食指桡侧（拇指在前，食指在后；或食、中指在前，拇指在后）相对着力，从骶尾部长强穴开始把皮肤捏提起来，并向上徐徐捻动，每捻3下，提1下，一直捏提到大椎穴处，反复施术3～5遍。然后以拇指螺纹面着力，轻轻按揉各背俞穴1遍。

第八节　小儿脊柱按摩保健

小儿在生长发育过程中，常因坐姿不良或长时间单肩背书包而出现脊柱侧弯、双肩不对称等畸形。为了避免这些情况发生，除了平时要求孩子有正确的坐姿外，还可对其做一些脊柱按摩保健，以防止脊柱畸形的发生。具体按摩手法如下：

1. 小儿俯卧位，术者双手全掌着力，沿其脊柱自背部大椎穴向下推抚至腰骶部数遍；再以大鱼际或掌根着力，从胸背向下，沿脊椎两侧揉至腰骶部数遍；然后以双手掌根着力，从胸背向下，交替按压脊柱至腰骶部数遍；最后以拇指端及螺纹面着力，点揉身柱、至阳、命门诸穴各1分钟。

2. 小儿仰卧位，术者位于小儿头上部，用双手握住其双腕部做屈伸拉法数遍；然后，术者站于小儿足下部，双手握其双踝部，做屈膝屈髋拉法数遍。

3. 小儿坐位，术者以拇指与余四指螺纹面相对着力，捏拿双肩数次；再以双手拿于其两肩部左右，施扭法，左右各10次。

第九节　小儿肩关节按摩保健

　　肩关节是人体活动范围最大的一个关节，由关节盂、肱骨头及肩关节囊、肩袖组成，是小儿常易损伤的部位。对小儿肩关节的保护除了平时在日常生活中注意外，还可以在小儿肩部施以按摩保健手法，以增强肩关节稳定性，防止脱臼发生。具体按摩保健方法如下：

　　1. 小儿坐位，术者先以拇指与余四指螺纹面相对着力，拿揉其肩部及上臂，反复施术数次；再以拇指端着力，点揉中府和肩髃、肩髎、肩贞等肩部诸穴。

　　2. 术者先以拇指与余四指螺纹面相对着力，拿揉斜方肌1分钟；再以拇指端着力，揉点肩髃；然后屈肘，术者一手扶拿肩部，另一手扶持肘关节处，做肩关节内旋、外旋运动数次；最后双手全掌着力，搓肩部至发热为宜。

第十节　小儿指腕关节按摩保健

　　指腕关节是人体日常使用最多的关节，也是常易发生损伤的部位。经常为小儿指腕部做一些按摩保健，可以防止小儿指腕关节损伤。具体按摩保健方法如下：

　　1. 小儿取坐位，术者以拇指与余指螺纹面相对着力，分别轻轻揉捻其各指间关节数遍。

　　2. 术者一手扶持小儿腕上部，另手一捏拿其手指远端，并做腕关节背伸、掌屈及环转运动数次。

　　3. 术者以拇指端着力，点揉其内关、手三里、尺泽及阳池、阳溪等腕部诸穴数分钟。

　　4. 术者以拇指与余四指螺纹面相对着力，揉拿掌骨间肌数遍。

5. 术者以拇指螺纹面着力，在小儿手指部施抹法数遍。

第十一节　小儿膝关节按摩保健

　　膝关节是人体主要的负重关节，在日常生活及运动中，常可因活动不慎而受损伤。小儿由于处在生长发育阶段，膝关节尚柔弱，稳定性较差，加之儿童好动，所以常易使膝关节损伤。经常为小儿做膝关节按摩保健，能够增强小儿膝关节的稳定性和灵活度，减少膝关节损伤的发生。具体按摩保健方法如下：

　　1. 小儿仰卧位，术者以双手掌着力，在其髌骨周围做搓揉施术，以发热为度。

　　2. 术者以五指相对着力，拿揉其膝关节周围数分钟。

　　3. 术者以双手拇指端着力，点血海、梁丘穴，点揉鹤顶穴，拨揉两侧阴陵泉、阳陵泉数分钟。

　　4. 小儿俯卧位，术者以拇指与余四指螺纹面相对着力，拿揉其腿后侧肌肉；并以拇指端着力，轻拨两侧半腱肌与半膜肌；最后使之屈腿轻点委中穴。

　　5. 小儿侧卧位，术者以拇指螺纹面着力，揉风市穴数分钟。

第十二节　小儿踝关节按摩保健

　　踝关节由胫骨、腓骨、距骨及其周围的韧带、关节囊等组织构成。由于小儿活泼好动，活动量大，加之踝关节周围肌肉力量薄弱，常易在运动中引起踝关节扭伤。合理的锻炼配合踝关节按摩保健，能够增强小儿踝关节稳定性，避免关节扭伤，更有利于参加体育活动。具体按摩保健方法如下：

1. 小儿仰卧位，术者先以双手掌着力，握其内、外踝部施掌揉法数分钟；再以拇指与食指端着力，同时点解溪和丘墟穴 1 分钟；然后一手握其踝上部，另一手握住其足弓做内、外旋转运动数次。

2. 小儿俯卧位，术者先用拇指与余指螺纹面相对着力，拿揉腓肠肌及跟腱部数次；再以双手拇指端着力，同时点揉昆仑、太溪；然后使之屈腿，以大鱼际着力，搓足心至发热。

附篇

徐谦光《推拿三字经》

徐谦光	奉萱堂	药无缘	推拿恙	自推手	辨诸恙	定真穴	画图章
上疗亲	下救郎	推求速	惟重良	独穴治	有良方	大三万	小三千
婴三百	加减良	分岁数	轻重当	从吾学	立验方	宜熟读	勿心慌
治急病	一穴良	大数万	立愈恙	幼婴者	加减良	治缓症	各穴量
虚冷补	热清当	大察脉	理宜详	浮沉者	表里恙	迟数者	冷热伤
辨内外	推无恙	虚与实	仔细详	字廿七	脉诀讲	明四字	治诸恙
小婴儿	看印堂	五色纹	细心详	色红者	心肺恙	俱热症	清则良
清何处	心肺当	退六腑	即去恙	色青者	肝风张	清则补	自无恙
平肝木	补肾脏	色黑者	风肾寒	揉二马	清补良	列缺穴	亦相当
色白者	肺有疾	揉二马	合阴阳	天河水	立愈恙	色黄者	脾胃伤
若泻肚	推大肠	一穴愈	来往忙	言五色	兼脾良	曲大指	补脾方
内推补	外泻详	大便闭	外泻良	泻大肠	立去恙	兼补肾	愈无恙
若腹痛	窝风良	数在万	立无恙	流清涕	风寒伤	蜂入洞	鼻孔强
若洗皂	鼻两旁	向下推	和五脏	女不用	八卦良	若泻痢	推大肠
食指侧	上节上	来回推	数万良	牙痛者	骨髓伤	揉二马	补肾水
推二穴	数万良	治伤寒	拿列缺	出大汗	立无恙	受惊吓	拿此良
不醒事	亦此方	或感冒	急慢恙	非此穴	不能良	凡出汗	忌风扬
霍乱病	暑秋伤	若上吐	清胃良	大指根	震艮连	黄白皮	真穴详

222

凡吐者	俱此方	向外推	立愈恙	倘泻肚	仍大肠	吐并泻	板门良
揉数万	立愈恙	进饮食	亦称良	瘟疫者	肿脖项	上午重	六腑当
下午重	二马良	兼六腑	立消亡	分男女	左右手	男六腑	女三关
此二穴	俱属凉	男女逆	左右详	脱肛者	肺虚恙	补脾土	二马良
补肾水	推大肠	来回推	久去恙	或疹痘	肿脖项	仍照上	午后恙
诸疮肿	照此详	虚喘嗽	二马良	兼清肺	兼脾良	小便闭	清膀胱
补肾水	清小肠	食指侧	推大肠	尤来回	轻重当	倘生疮	辨阴阳
阴者补	阳清当	紫陷阴	红高阳	虚歉者	先补强	诸疮症	兼清良
疮初起	揉患上	左右旋	立消亡	胸膈闷	八卦详	男女逆	左右手
运八卦	离宫轻	痰壅喘	横纹上	左右揉	久去恙	治歉症	并痨伤
歉弱者	气血伤	辨此症	在衣裳	人着袷	伊着棉	亦咳嗽	名七伤
补要多	清少良	人穿袷	他穿单	名五劳	肾水伤	分何脏	清补良
在学者	细心详	眼翻者	上下僵	揉二马	捣天心	翻上者	捣下良
翻下者	捣上强	左捣右	右捣左	阳池穴	头痛良	风头痛	蜂入洞
左旋右	立无恙	天河水	口生疮	遍身热	多推良	中气风	男女逆
右六腑	男用良	左三关	女用强	独穴疗	数三万	多穴推	约三万
遵此法	无不良	遍身潮	分阴阳	拿列缺	汗出良	五经穴	肚胀良
水入土	不化谷	土入水	肝木旺	小腹寒	外劳宫	左右旋	久揉良
嘴唇裂	脾火伤	眼胞肿	脾胃恙	清补脾	俱去恙	向内补	向外清
来回推	清补双	天门口	顺气血	五指节	惊吓伤	不计次	揉必良
腹痞积	时摄良	一百日	即无恙	上有火	下有寒	外劳宫	下寒良
六腑穴	去火良	左三关	去寒恙	右六腑	亦去恙	虚补母	实泻子
日五行	生克当	生我母	我生子	穴不误	治无恙	古推书	身首足
执治婴	无老方	皆气血	何两样	数多寡	轻重当	吾载穴	不相商
少老女	无不当	遵古难	男女分	俱左手	男女同	余尝试	亦去恙
凡学者	意会方	加减推	身歉壮	病新久	细思详	推应症	无苦恙

小儿推拿主要流派特点

小儿推拿流派是指在所分布区域内运用小儿推拿治疗疾病，形成独特的学术思想和特定技法世代相承的群体。据考证，国内目前发展比较充分、影响力较大、得到公认的小儿推拿流派主要有山东的孙重三小儿推拿流派、三字经小儿推拿流派及张汉臣小儿推拿流派，北京的冯氏小儿捏脊流派，湖南的刘开运小儿推拿流派和上海的海派小儿推拿等。为方便读者学习，本书分别对上述各小儿推拿流派进行介绍和总结。

（一）孙重三小儿推拿流派

【代表人物】孙重三（1902—1978）、张素芳、毕永升、周奕琼等。

【代表著作】《儿科推拿疗法简编》（孙重三、陆永昌编著）、《通俗推拿手册》（孙重三、陆永昌编）、《中国小儿推拿学》（张素芳主编）。

【分布地域】山东省济南地区。

1. **经典理论**　该流派重"天人合一"的整体观念，诊病过程中强调望诊，通过望小儿面部、舌象、指纹，观察耳廓、山根、明堂等特殊部位，直接诊断疾病。治疗过程注重"疏行气血、通和阴阳"以整体调节脏腑功能。

该流派治疗取穴多用手穴加体穴。手穴指分布于上肢的穴位，除了小儿推拿特定穴外，还包括十四经分布于上肢的穴位，如"面口合谷收""心胸取内关"等。体穴指分布于躯干的穴位，属成人穴位运用于小儿推拿。手穴易于操作，体现传统小儿推拿特色；体穴离脏腑更近，近治作用明显。手体穴位配合，随症加减，相辅相成，增强了临床疗效。

2. **技法特色**　以"十三大复式手法"见长。复式操作为多手法和多穴位固定联合运用，很多还能运动关节，为单一手法和穴位所不及。为此，该流派在常规手法和穴位基础上植入复式操作手法，提高了疗效。复式手法包括摇斗肘、打马过天河、黄蜂入洞、水底捞明月、按弦走搓摩、二龙戏珠、猿猴摘果、揉脐及龟尾并擦七节骨、按肩井、飞经走气、苍龙摆尾、赤凤点头。

3. **效验穴位**　该流派在长期临床实践中取得了如天门、坎宫治外感，太阳治头目诸疾，耳后高骨定惊，推天柱骨止呕，摩神阙补虚，龟尾调大便，胸八道宽胸，箕门利小便等疗效显著的取穴经验。

外感，头面四大手法；咳嗽，运内八卦、按弦走搓摩、推揉膻中、推胸八道、揉肺俞；呕吐，退下六腑、逆运内八卦、清补脾经、推天柱骨、按弦走搓摩、分腹阴阳；实证腹泻，通因通用，清补脾、退六腑、清大肠、清小肠、揉脐及龟尾、苍龙摆尾、拿肚角。

4. **常用处方** 调和气血、疏通经络用摇斗肘；退热用打马过天河、水底捞明月；发汗解表用黄蜂入洞；行气化痰用飞经走气；疏肝理气导滞用按弦走搓摩；镇惊、调气血用二龙戏珠；退热、开胸、通便用苍龙摆尾；定惊化积用猿猴摘果；止泻止痢用揉脐及龟尾并擦七节骨；消胀满、定喘息用赤凤点头；救暴亡、舒喘胀用凤凰展翅；行气血、总收法用按肩井。

（二）三字经小儿推拿流派

【代表人物】徐谦光、李德修（1893—1972）、赵鉴秋、葛媚菲等。

【代表著作】《推拿三字经》（徐谦光著）、《李德修小儿推拿技法》（王蕴华整理）、《幼科推拿三字经派求真》（赵鉴秋编著）。

【分布地域】山东省胶东地区。

1. **经典理论** 该流派认为气血不和为疾病之根，而血脉负有约束并调节气血之责，因此，欲调小儿气血，必先调小儿血脉，而小儿血脉皆汇于两掌。故该流派认为，小儿经络及穴位与成人不同，常用的28个穴位，仅"蜂入洞"和"（若）洗皂"两个穴位位于小儿头面，其余全在上肢。建立了"推两掌—调血脉—治百病"的经典理论框架。

该流派重视后天之本，以顾护脾胃为基本治疗原则。虚证补，实证也补（配合清胃经）。患儿肺卫不足不补肺经补脾经，培土以生金。患儿肾虚不补肾经仍补脾经，以后天养先天。

该流派强调根据主诉选用穴位，注重五脏辨证，以祛邪为先。辨证主次分明，根据小儿具体证型确立处方，随证加减变化，各型处方都以针对主诉的穴位为君，久推、先推。

该流派所处地域乃鱼盐之乡，"鱼者使人热中，盐者胜血"，小儿热证最多，他邪致病也易热化，故该流派多运用清法，常首选平肝。常用穴位中，凉穴 12 个，平穴 12 个，温穴仅 4 个（还很少运用）。

2. 技法特色

（1）该流派取穴精练，常独穴治病。一般用穴 1~3 个，不超过 5 个。急性病更主张只用 1 个独穴，多推、久推，甚至推数十分钟。独穴治病纠偏效果显著，同时消除了多穴使用带来的拮抗或抵消作用。

（2）治疗时久推、高频率推，得效为度。每个穴位一般推拿 3~5 分钟，重点穴位 8~15 分钟。频率多在 200 次 /min 左右。

（3）手法推揉结合，平衡调理。推有上下之别，上推（向心）为补，下推（离心）为泻。揉有顺逆之分，左旋为补，右旋为泻。虚实不明显，特设左右同数揉法和"来回推"的平补平泻法，即"调法"。

（4）该流派认为"俱左手，男女同"。正式确立无论男女只推左手的小儿推拿法。该流派认为，小儿属于生发之气，不得伐之。人体左为阳，具有生发之性，因此取穴以左上肢肘关节以下穴位为主。

3. 效验穴位 该流派手法简单，常用手法仅推、运、揉、捣、掐 5 种。在临床中结合小儿穴位生理特点使用点、线、面的治疗。

（1）脾经位于拇指第 1 指节桡侧缘，非拇指螺纹面。

（2）胃经位于第 1 掌骨桡侧缘赤白肉际处，非手掌面拇指第 2 节。

（3）阳池位于手背一窝风穴上 3 寸，尺、桡骨间中点，非手腕桡侧之阳池。

（4）列缺位于腕关节桡侧凹陷内，非腧穴学之列缺。

（5）四横纹位于食中无名和小指掌指关节横纹，非第 1 指间关节横纹处。

4. 常用处方 该流派将配穴传统与中医组方规律相结合，明确提出推拿不同穴位代替不同方药的特色理论。推上三关乃参附汤，退六腑喻凉膈散，运八卦调中益气，天河水安宫牛黄，揉板门藿香正气，清大肠葛根芩连。四横纹同保和丸，小天心似桂枝汤，清肝经同逍遥，补脾经代六君，清小肠功同导赤，清胃经不输泻心汤。

（三）张汉臣小儿推拿流派

【代表人物】张汉臣（1910—1978）、田常英、张锐等。

【**代表著作**】《小儿推拿概要》（张汉臣编著）。

【**分布地域**】山东地区。

1. **经典理论**　该流派认为小儿稚阴稚阳，正气易于受损，在治则上以治本为主，强调"补虚扶弱、补泻兼施"的治疗原则，为此首选补肾水一穴，与其他穴位配伍，以扶助正气为第一要务。为使小儿之体阴平阳秘，常清法配合温法，泻法配合补法，补中带泻或泻中寓补，往往疗效持久。

该流派注重整体观念和辨证论治思想与小儿推拿的结合，将辨证论治与传统治疗方法一一对应。注重望小儿神、色、形、发和苗窍，在望色中建立起关于"滞色"的标准、分类、意义、观察方法和与之相应的小儿推拿治疗体系。

该流派将两个功效相近或互补的穴位固定配伍称"术对"。将3个以上穴位固定配伍称术组。在小儿推拿处方中将"术对"或"术组"对照中医组方原则的君臣佐使组合应用，效果显著。

该流派善于与现代医学结合研究小儿推拿，对治疗消化道疾病的补脾经、逆运内八卦展开机制研究，并对常用小儿推拿穴位进行解剖学定位与研究，开创了小儿推拿实验先河。

2. **技法特色**

（1）治疗过程中常用刺激强度比刮痧轻、比一般手法重的捏挤法，以达到清热祛邪化积之功效。此法常用于捏挤神阙、天枢、天突、板门、大椎、背部等。

（2）补泻手法操作要求严格，频率缓（＜200次/min）、时间长（20分钟以上）、力度轻，每日或隔日1次为补。频率快（＞220次/min）、时间短（20分钟内）、力度重，每日1~2次为泻。

3. **效验穴位**　常用推揉、运分、捏挤等手法，手法要求持久有力、均匀柔和。

（1）新建：颈部2、3棘突间。按揉或挤捏之。治疗咽喉肿痛、声嘶等。

（2）新设：第3、4足趾缝间，趾蹼缘上方。掐揉之，治疗腹胀、厌食、肠鸣等。

（3）肾顶：小指顶端。按揉或推之，治疗自汗、盗汗、解颅等。

（4）肾纹：小指近端指间关节横纹。掐揉之，治疗目赤、鹅口疮等。

4. 常用处方

（1）术对：揉小天心和一窝风，发表解肌。清肺经和退下六腑，清热凉血。补脾土和推上三关，益气活血通经。补脾土和揉一窝风，温脾暖胃。补肾经和揉二马，补肾填精。

（2）术组：揉小天心、揉一窝风、补肾水、清板门、逆运内八卦、清肺经，为止咳术组，用于乳蛾、感冒、咳嗽、哮喘等。揉小天心、揉一窝风（或二扇门）、补肾水、清板门、分阴阳、清天河水、退六腑，为退热术组，退热有效。揉小天心、分阴阳、补肾水、揉二马、大清天河水，为镇静术组，用于心烦、夜啼、惊叫等。补脾经、逆运内八卦、清四横纹，为运脾术组，通治中焦病证。补肾经、揉二马、补脾经、推三关，为补虚扶弱术组，用于一切虚证。分合阴阳、三关配六腑，为调阴阳术组，增强人体自愈能力和适应能力。

（四）海派小儿推拿

【代表人物】金义成。

【代表著作】《小儿推拿》《小儿推拿图解》《海派儿科推拿图谱》。

【分布地域】上海地区。

1. 经典理论 该流派界定了小儿推拿对象，认为小儿推拿穴位和复式操作主要针对 6 周岁以下儿童，3 周岁以下效果更佳。对于 6 周岁以上的儿童，其取穴和手法可相应采取类似成人推拿的方法。

该流派注重验指纹、摸诊，通过按压、触摸患儿头颅、颈腋、皮肤、胸腹、经穴等，明确痛之所在、异常之所在，推断病患的部位和性质，并按照"以痛为腧"之说，确定手法运用之所在。

海派儿科推拿在治疗上变"痛则不通、不通则痛"的病机为"痛则通，不痛则不通"的治法。在治法运用上，除传统八法之外，提出了"通法"的应用，揭示了推拿能"寒热咸和"，具有"开达抑遏""疏通气血""开关利气"的功用。以痛为腧，通过在痛点上的治疗，达到祛除病痛的目的。

海派儿科推拿由于吸收了其他推拿流派的手法，取穴更加广泛。基于推拿以手法为防治病证的主要手段，加之小儿特定穴有点、线、面之特点，因而提出了"穴部"的观点。

2. **技法特色** 针对小儿肌肤柔嫩、腠理疏松、神气怯弱，在推拿时特别强调轻快柔和、平稳着实；在具体运用时，还强调手法的补泻。如旋推为补，直推为泻等。该流派认为，小儿复式手法既不是一种单纯的手法，也不是手法简单的复合，实际上是小儿推拿疗法中的一些操作方法，这些方法既有一定的姿势，又有特定的名称，往往是一种或几种手法在1个穴位或几个穴位进行的，故称"复合操作法"。这些手法包括"黄蜂入洞""开璇玑""按弦走搓摩""揉脐及龟尾并擦七节骨""运水入土""运土入水""水底捞月""打马过天河"及总收法。

该流派在传统小儿推拿八法的基础上，融入了上海几大流派的按法、摩法、掐法、揉法、推法、捏法、搓法、摇法、搋法、擦法、拿法、扳法、抹法、捻法、刮法、抖法，合称"小儿推拿十六法"。

3. **效验穴位** 常用技法应用的穴位有：

头面部穴位：天门、坎宫、太阳、山根、迎香、人中、牙关、百会、囟门、高骨、风池、天柱骨、桥弓。

胸腹腰背部穴位：天突、膻中、乳根、乳旁、中脘、腹、丹田、肚角、肩井、大椎、风门、肺俞、脾俞、肾俞、脊柱、腰俞、七节骨、龟尾。

上肢部穴位：脾经、肝经、心经、肺经、肾经、五经、四横纹、小横纹、肾顶、肾纹、掌小横纹、大肠、小肠、胃经、板门、内劳宫、内八卦、小天心、总筋、大横纹、三关、天河水、六腑、十宣、老龙、端正、五指节、二扇门、上马、威灵、精宁、外劳宫、外八卦、一窝风、膊阳池。

下肢部穴位：足膀胱、百虫、鬼眼、足三里、丰隆、前承山、三阴交、解溪、大敦、委中、后承山、仆参、昆仑、涌泉。

4. **常用处方** 海派儿科推拿临证处方除应用小儿特定穴之外，常常借鉴成人推拿穴位，且治疗以穴部为操作范围，突破了小儿推拿多应用于小儿内科常见疾病的局限，在多种疾病的治疗中取得了突出疗效。

（五）刘开运小儿推拿流派

【代表人物】刘开运（1918—2003）、邵湘宁、彭进等。

【代表著作】《小儿推拿疗法》（刘开运著）。

【分布地域】湖南湘西地区。

1. **经典理论**　该流派按照八纲辨证及脏腑辨证将小儿常见症状归类于五脏。如抽搐、烦躁、胁痛、口苦属于肝；惊风、癫痫、夜啼属于心；厌食、腹泻、疳积属于脾；咳嗽、流涕、气喘属于肺；遗尿、五迟、五软属于肾等。

该流派认为，虽然疾病归某经，主攻有方向，但要获取疗效，必须根据五脏相互生克关系进行全面调节，创立了抑强扶弱、补母泻子的五经助推法，治疗时切中脏腑病机，对照病脏进行调理。

小儿"心肝多有余，脾肾常不足"，肝多风，心主惊，脾主困，肾为虚。该流派治疗中多用到清或补心经、肝经、脾经、肺经、肾经手法。

该流派认为，手法有开有阖，开阖相宜。"开"即开窍，"阖"即关窍。开则开通经穴，激活气血，利于感知和传导。阖指结束屏闭经穴，延续治疗作用。

2. **技法特色**　对照明清时期小儿推拿著作，湘西小儿推拿流派在操作部位（次第）、主要穴位和手法、套路运用与变化等方面最能反映明清时期主流小儿推拿原貌。

（1）该流派推揉为主，拿按次之。推、揉、拿、按用得最多，摩、运、搓、摇、掐、捏次之，构成经典"小儿推拿十法"。

（2）该流派顺时针旋推为补，从指尖向上直推至螺纹面为泻。

（3）该流派创立基本套路为：常例开门—上肢部—胸腹部—腰背部—下肢部—关门。在此基础上根据患儿体质、病证虚实和寒热等情况进行调整。整体套路高度统一，细节手法精妙奇巧。

3. **效验穴位**

（1）三大退热手法：水底捞明月、大推天河水、打马过天河。

（2）推胸法：于膻中依次按揉、分推，向下直推各数十次；食中二指分别按压左右3～5肋间隙（前正中线与锁骨中线间）3～5遍。

（3）推腹法：以中脘为中心。①消导法：顺时针摩揉后，由上往下轻推；②安中法：顺时针摩揉；③补中法：逆时针摩揉。

（4）推背法：用于发热、咳嗽、气喘、痰鸣等。先按揉肺俞，后推肺俞与肩胛骨，典型"介"字推法。推后用酒蘸盐粉纵擦或横擦肺俞，以潮红为度。

（5）创新穴：位于第 1、2 胸椎旁开 1 ~ 1.5 寸，用于咳嗽、气喘等。两拇指或一手食中二指按揉，以潮红为度。

4. 常用处方

（1）常例开门，必做先做。头部开天门、推坎宫、推太阳各 24 次，上肢掐总筋、分推手阴阳各 24 次。

（2）必推五经。根据具体病情和虚实情况确定某经或补或泻，以及补泻次数。其中，肝经只清不补，心经以清为主（欲补，补后加清），脾经以补为主，肺经可补可清，肾经只补不清（欲清肾以后溪代之）。

（3）关门。拿肩井，或按肩井 3 ~ 5 次。

（六）冯氏小儿捏脊（积）流派

【代表人物】冯泉福（1902—1989）、佘继林。

【代表著作】《冯氏捏积疗法》（佘继林编著）。

【分布地域】北京、华北地区。

1. 经典理论　该流派认为，脾胃为后天之本、气血生化之源、气机升降之枢。脾健体康，脾安脏安。小儿最易饮食积滞。积滞日久，伤及脾胃，耗伤津液，影响他脏，全身气血虚衰，故诸病源于积滞。该流派对积证有独到见解，将积证分为 4 型——乳积、食积、痞积、疳积。

该流派重视阳气，以温补立法。脾失健运为积证病根。脾喜燥恶湿，病多虚寒。欲使脾健，当重阳气，故重视温补。脊为督脉所居，总督一身阳气。捏脊则能刺激督脉，振奋阳气，推动气血运行，以达防治疾病之功。

该流派认为，督脉和任脉同起于胞中，交汇于脑。一前一后，实不可分。故捏脊虽只捏在脊，但能通调任督二脉，使得机体"阴平阳秘，精神乃治"。

该流派认为，内治外治各具特色。内外治疗结合能提高疗效，故捏脊之外常配合内服、外敷药物，使得疗效倍增。

2. 技法特色　冯氏捏脊术包含 7 种不同手法，具体操作时双手握空拳，食指半屈在后，拇指伸直在前，与食指相对；从长强起，自下而上推进，边推边捏拿脊骨皮，依次推、捏、捻、放、提，直至大椎。捏 5 遍后，第 6 遍捏 3 提 1（"重提"）。提毕，以双拇指揉按相应背俞穴，以揉按肾俞结束。捏脊多在上午，6 天为 1 个疗程，务必捏在脊柱正中（其他捏脊法多捏在脊柱两侧）。

此外，捏脊法还分补泻，从长强穴开始至大椎穴结束为补法，反之为泻法；若捏一遍补法再捏一遍泻法，补泻法交叉进行则为平补平泻法。

3. **效验穴位** 该流派技术手法主要操作在督脉和背俞穴上，通过调节督脉及背俞穴达到调理脏腑阴阳平衡的治疗目的，并起到了突出的临床治疗效果。

4. **常用处方** 在捏脊全面调理基础上，重提与揉按相关背俞穴。如脾胃病证，重提大肠俞、胃俞、脾俞、三焦俞、肝俞、膈俞等；心肝病证，重提肝俞、心俞、厥阴俞、气海俞、肾俞、肺俞等；肾系病证，重提肾俞、肺俞、膀胱俞等。捏脊期间，内外同治，配合口服"冯氏消积散"和外敷"冯氏化痞膏"。

儿科常用中成药

治疗小儿常见病、多发病，可以通过小儿推拿结合传统中药疗法来取得良好疗效。其中，中成药便于携带、贮存，剂型种类较多，方便服用，且服用量较少，可作为家庭备用药。但是小儿脏腑娇嫩，发育迅速，对药物比较敏感，因此在儿童中成药的选择、用量把握上应该更为谨慎。以下列举一些常用中成药：

分类	药名	主要成分	作用	适应证	用法用量	注意事项	禁忌证
解表剂	清热解毒口服液	石膏、金银花、玄参、地黄、栀子、连翘、板蓝根等	清热解毒，泻火利咽	风热感冒：发热面赤，烦躁口渴，咽喉肿痛等症	一次 10～20ml，一日 3 次，口服	忌烟、酒及辛辣、生冷、油腻食物。对本品过敏者禁用，过敏体质者慎用	服药期间停止服用滋补性中药。风寒感冒者不宜用
	双黄连口服液	金银花、黄芩、连翘等	疏风解表、清热解毒	风热感冒：发热，咳嗽，咽痛	一次 10～20ml，一日 3 次，口服，或遵医嘱	同上	同上
	柴胡口服液	柴胡	解表退热	身热面赤，头身酸楚疼痛，口干而渴	一次 10～20ml，一日 3 次，口服	同上	风寒感冒者不宜用
	解肌宁嗽丸	紫苏叶、前胡、浙贝母、桔梗、葛根、苦杏仁等	解表宣肺，止咳化痰	风寒表证：恶寒、咳嗽，痰多流涕，咽喉疼痛	2 岁一次半丸，2～3 岁一次 1 丸，一日 2 次	服本药时停止服用补益中成药。用温开水化后服	风热感冒不宜用

分类	药名	主要成分	作用	适应证	用法用量	注意事项	禁忌证
清热剂	儿童清肺口服液	麻黄、苦杏仁、石膏、甘草、桑白皮	清肺、化痰、止咳	热毒内蕴、毒邪未尽：面赤身热、咳嗽气喘、痰多黏稠并缠绵不愈	一次2支，6岁以下一次1支，一日3次。口服	不宜同时服用滋补性中成药	久咳、汗出、体虚者忌用
	小儿化毒散	人工牛黄、大黄、黄连、乳香（制）、没药（制）等	清热解毒，活血消肿	热毒内蕴、毒邪未尽：口疮肿痛、疮疡溃烂、烦躁口渴、大便秘结	口服。一次0.6g，一日1～2次；3岁以内小儿酌减，外用，敷于患处	肺胃阴虚喉痹，阴虚火旺、虚火上炎所致者慎用。脾胃虚弱、体弱者慎用	因含雄黄，故不宜过量久服
治咽喉肿痛剂	六神丸	珍珠粉、犀牛黄、麝香、雄黄、蟾酥、冰片等	清热解毒，消肿利咽，化腐止痛	烂喉丹痧、咽喉肿痛、喉风喉痛、单双乳蛾、小儿热疖等	口服。一日3次，温开水吞服；如红肿已将出脓或已穿烂，切勿再敷	过敏体质者慎用	尚不明确
	小儿咽扁颗粒	金银花、射干、金果榄、桔梗、玄参等	清热利咽，解毒止痛	咽喉肿痛、咳嗽痰盛、口舌糜烂、急性咽炎、急性扁桃体炎见上述证候者	开水冲服，1～2岁一次4g，一日2次；3～5岁一次4g，一日3次；6～14岁一次8g，一日2～3次	风寒袭肺咳嗽、脾虚易腹泻者慎用。虚火乳蛾、喉痹者慎用	糖尿病患儿禁服
	黄氏响声丸	薄荷、浙贝母、连翘、蝉蜕、胖大海、酒大黄等	疏风清热，化痰散结，利咽开音	风热外束、痰热内盛所致急慢性喉瘖，症见声音嘶哑、咽喉肿痛、咽干灼热、咽中有痰等	口服。炭衣丸一次8丸或6丸，糖衣丸一次20丸，一日3次，饭后服用	禁食辛辣之品；外感风寒者慎用；脾胃虚寒便溏者慎用	尚不明确

分类	药名	主要成分	作用	适应证	用法用量	注意事项	禁忌证
止咳喘剂	清宣止咳颗粒	桑叶、薄荷、苦杏仁、桔梗、紫菀、陈皮、白芍等	疏风清热，宣肺止咳	小儿外感风热所致的咳嗽：咳嗽、咳痰、发热或鼻塞、流涕等	开水冲服。1~3岁：每次1/2包；4~6岁：3/4包；7~14岁：每次1包。一日3次	脾虚易腹泻者慎用；忌食辛辣、生冷、油腻食物；风寒袭肺咳嗽不适用	糖尿病患儿禁用
	小儿咳喘灵颗粒	麻黄、石膏、苦杏仁、瓜蒌、金银花等	宣肺清热，止咳祛痰，平喘	小儿外感风热所致感冒、咳喘：发热、恶风、微有汗出、咳嗽咳痰	开水冲服，2岁以内一次1g,3~4岁一次1.5g,5~7岁一次2g，一日3~4次	风寒感冒者慎用。脾虚易腹泻者慎用	尚不明确
	儿童清肺丸	麻黄、炒苦杏仁、紫苏叶、细辛、薄荷等	清肺，解表，化痰，止嗽	小儿风寒外束、肺经痰热：面赤身热、咳嗽气促、痰多黏稠、咽痛声哑	口服，一次1丸，一日2次；3岁以下一次半丸	阴虚燥咳、体弱久咳者慎用；忌食辛辣、生冷、油腻食物	尚不明确
	小儿消积止咳口服液	山楂(炒)、枇杷叶(蜜炙)、葶苈子(炒)、瓜蒌、枳实等	清热肃肺，消积止咳	小儿饮食积滞、痰热蕴肺：咳嗽、夜间加重、喉间痰鸣、口臭等	口服，1岁以内一次5ml,1~2岁一次10ml,3~4岁一次15ml,5岁以上一次20ml，一日3次；5天为1个疗程	体质虚弱、肺气不足、肺虚久咳、大便溏薄者慎用	3个月以下婴儿不宜服用

分类	药名	主要成分	作用	适应证	用法用量	注意事项	禁忌证
治鼻渊剂	鼻炎康片	广藿香、鹅不食草、野菊花、黄芩等	清热解毒，宣肺通窍，消肿止痛	风邪蕴肺所致鼻渊；急慢性鼻炎，过敏性鼻炎	口服。一次4片；一日3次	忌辛辣、鱼腥食物；虚寒者慎用	无
	千柏鼻炎片	千里光、决明子、麻黄、羌活等	清热解毒，活血祛风，宣肺通窍	风热犯肺、内郁化火、凝滞气血所致鼻塞，时轻时重，鼻痒气热、流涕黄稠，或持续鼻塞、嗅觉迟钝	口服，一次3～4片，一日3次	忌辛辣、鱼腥食物；不能在服药期间同时服用温补性中成药	尚不明确
	辛芩颗粒	细辛、黄芩、苍耳子、白芷、荆芥等	益气固表，祛风通窍	肺气不足、风邪外袭所致鼻痒喷嚏，流清涕，易感冒	开水冲服。一次1袋，一日3次。20日为1个疗程	尚不明确	尚不明确
止泻剂	小儿泻速停颗粒	地锦草、茯苓、儿茶、乌梅、焦山楂等	清热利湿，健脾止泻，缓急止痛	湿热蕴结大肠所致泄泻；大便稀薄如水样、腹痛、纳差；小儿秋季腹泻及迁延性、慢性腹泻	开水冲服，一日3～4次。1岁以内，一次1.5～3g；1～3岁，一次3～6g；小儿3～7岁，一次6～9g	忌食生冷油腻及不易消化食品。对本品过敏者禁用，过敏体质者慎用	虚寒泄泻者不宜使用
	止泻灵颗粒	党参、白术（炒）、薏苡仁（炒）、茯苓、白扁豆（炒）等	健脾益气，渗湿止泻	脾胃虚弱泄泻、大便溏泄、饮食减少、腹胀、倦怠懒言	口服。2～3个月每次1g；4～6个月每次2g；7～9个月每次3g；10～12个月每次4g；1～2岁每次5g；3岁以上每次6g	感受外邪、内伤饮食或湿热腹泻者慎用	尚不明确

分类	药名	主要成分	作用	适应证	用法用量	注意事项	禁忌证
消导剂	小儿消食片	鸡内金(炒)、山楂、六神曲(炒)、炒麦芽、槟榔、陈皮等	消食化滞，健脾和胃	食滞胃肠所致积滞：食少，便秘、面黄肌瘦、脘腹胀满等	口服。1~3岁一次2~3片，3~7岁一次3~5片,7岁以上一次5~6片	脾虚食积者慎用	腹泻、大便溏薄、次数多者禁用
	小儿化食丸	六神曲(炒焦)、焦山楂、焦麦芽、醋莪术等	消食化滞，泻火通便	食滞化热：厌食、烦躁、恶心呕吐等	口服。周岁以内一次1丸,周岁以上一次2丸。一日2次	脾虚食积者慎用	同上
	王氏保赤丸	黄连、干姜、大黄、川贝母、荸荠粉、天南星、巴豆霜、朱砂	祛滞健脾祛痰	小儿乳滞疳积、痰厥惊风、喘咳痰鸣、乳食减少、吐泻发热、大便秘结、四时感冒以及脾胃虚弱、发育不良等症	温开水口服。乳儿可于哺乳时将药丸附着于乳头上,与乳液一同呷下,也可将丸药嵌在小块柔软易消化食物中一块服下,具体如下。每日2次或遵嘱医嘱。1.6个月以下每次5粒,2.6~36个月每次6~36粒(每超过1个月加1粒),3.2~7岁每次0.1~0.15g(40~60粒,每超半岁加5粒)	尚不明确	尚不明确

分类	药名	主要成分	作用	适应证	用法用量	注意事项	禁忌证
	化积口服液	鸡内金(炒)、三棱(醋制)、莪术(醋制)、槟榔等	健脾导滞,化积除疳	脾胃虚弱所致疳积,症见面黄肌瘦、腹胀腹痛、厌食或食欲不振、大便失调	周岁以内,每次5ml,每日2次;2~5岁以内,每次10ml,每日2次;5岁以上,每次10ml,每日3次	感冒时不宜服用;忌生冷油腻及不易消化食物等	尚不明确
	健脾消食丸	鸡内金(醋炙)、白术(炒)、枳实(炒)、木香、槟榔(炒焦)等	健脾和胃,消食化滞	脾胃气虚所致疳证:小儿乳食停滞、脘腹胀满、食欲不振等	口服。1岁以内每次半丸,1~2岁每次1丸,2~4岁每次1.5丸,4岁以上每次2丸,一日2次	同上	外感发热者忌服;脾胃虚弱便溏者忌服
消导剂	肥儿丸	六神曲(炒)、炒麦芽、使君子仁、槟榔等	健胃消积、驱虫	小儿消化不良,虫积腹痛,面黄肌瘦,食少腹胀泄泻	每次3g,日服2次。周岁以下每次服1.5g,日服2次。用温开水送服	同上	对本药成分有所过敏者忌服
	一捻金	大黄、炒牵牛子、槟榔	消食导滞,祛痰通便	脾胃不和,痰食阻滞所致积滞。临床用于小儿停食停乳、腹胀便秘、痰盛喘咳	口服。1岁以内一次0.3g,1~3岁一次0.6g,4~6岁一次1g,一日1~2次;或遵医嘱	脾胃虚弱,无痰食积滞者慎用	肝功能不全者不宜用
	四磨汤	乌药、人参、沉香、槟榔	破滞降逆,补气扶正	婴幼儿乳食内滞证,症见腹胀腹痛、啼哭不安、厌食纳差、腹泻或便秘	新生儿每次3~5ml,一日3次;幼儿一次10ml,一日3次	饮食宜清淡,忌烟酒及辛辣、生冷油腻食物;慢性病严重者慎用	肠梗阻、肠道肿瘤、消化道术后禁用

分类	药名	主要成分	作用	适应证	用法用量	注意事项	禁忌证
消导剂	小儿七珍丹	雄黄、天麻、全蝎、僵蚕等	消积导滞，通便泻火，镇惊退热，化痰息风	小儿感冒发热，夹食夹惊，乳食停滞，大便不通，惊风抽搐，痰涎壅盛	用白开水或糖水送服，或暗投入食物中；或同乳共服，空腹服最好。一般1个月小儿一次3粒，3~4个月一次5~6粒，7~8个月一次8~9粒，满周岁一次15粒，3~4岁一次25粒，5~6岁一次30粒，7~8岁一次35粒，10岁及以上者一次40粒	麻疹及久泻气虚者忌用	无
镇惊息风剂	琥珀抱龙丸	琥珀、朱砂、天竺黄、胆南星等	清热化痰，镇惊安神	饮食内伤所致急惊风：发热抽搐、烦躁不安、痰喘气急、惊痫不安	口服。一次1丸，一日2次。婴儿每次1/3丸，化服	寒痰停饮咳嗽、脾胃虚弱、阴虚火旺者慎用	慢惊及久病、气虚者忌服。外伤瘀血、痢疾不宜单用
	牛黄抱龙丸	牛黄、胆南星、天竺黄、全蝎、炒僵蚕、朱砂等	清热镇惊，祛风化痰	小儿风痰壅盛所致惊风：高热神昏、惊风抽搐	口服。一次1丸，一日1~2次；周岁以内小儿酌减	慢惊风或阴虚火旺所致虚风内动者慎用。因含朱砂、雄黄，故不宜过量久服	无

续表

分类	药名	主要成分	作用	适应证	用法用量	注意事项	禁忌证
补虚剂	龙牡壮骨颗粒	党参、黄芪、白术(炒)、山药、炒鸡内金等	强筋健骨，健脾和胃	小儿佝偻病、软骨病;小儿多汗、夜惊、食欲不振、消化不良、发育迟缓	开水冲服,2岁以下一次5g,2~7岁一次7.5g,7岁以上一次10g,一日3次	实热证者慎用。服药期间应多晒太阳,多食含钙及易消化食物	感冒发热者不宜服用
活血接骨剂	接骨七厘片	乳香(炒)、没药(炒)、当归、土鳖虫等	活血化瘀，接骨续筋	跌打损伤，闪腰岔气骨折筋伤瘀血肿痛	口服。一次5片,一日2次,温开水或黄酒送服	尚不明确	尚不明确
	接骨丸	土鳖虫、地龙、郁金、马钱子粉等	活血散瘀，消肿止痛	跌打损伤，闪腰岔气骨折筋伤，瘀血肿痛	口服,一次3g,一日2次	本品剧毒,应按量服用,不能多服久服。骨折、脱臼应先复位后,在用药物治疗	尚不明确

国家免疫规划疫苗儿童免疫程序表（2021 年版）

可预防疾病	疫苗种类	接种途径	剂量	英文缩写	接种年龄															
					出生时	1月	2月	3月	4月	5月	6月	8月	9月	18月	2岁	3岁	4岁	5岁	6岁
乙型病毒性肝炎	乙肝疫苗	肌内注射	10 或 20μg	HepB	1	2					3								
结核病¹	卡介苗	皮内注射	0.1ml	BCG	1														
脊髓灰质炎	脊灰灭活疫苗	肌内注射	0.5ml	IPV			1	2											
	脊灰减毒活疫苗	口服	1 粒 或 2 滴	bOPV					3								4		
百日咳、白喉、破伤风	百白破疫苗	肌内注射	0.5ml	DTaP				1	2	3				4					
	白破疫苗	肌内注射	0.5ml	DT															5
麻疹、风疹、流行性腮腺炎	麻腮风疫苗	皮下注射	0.5ml	MMR								1		2					
流行性乙型脑炎²	乙脑减毒活疫苗	皮下注射	0.5ml	JE-L								1			2				
	乙脑灭活疫苗	肌内注射	0.5ml	JE-I								1, 2			3		4		
流行性脑脊髓膜炎	A 群流脑多糖疫苗	皮下注射	0.5ml	MPSV-A							1		2						
	A 群 C 群流脑多糖疫苗	皮下注射	0.5ml	MPSV-AC												3			4
甲型病毒性肝炎³	甲肝减毒活疫苗	皮下注射	0.5 或 1.0ml	HepA-L										1					
	甲肝灭活疫苗	肌内注射	0.5ml	HepA-I										1	2				

注：1. 主要指结核性脑膜炎、粟粒性肺结核等。

2. 选择乙脑减毒活疫苗接种时，采用两剂次接种程序。选择乙脑灭活疫苗接种时，采用四剂次接种程序；乙脑灭活疫苗第 1、2 剂间隔 7～10 天。

3. 选择甲肝减毒活疫苗接种时，采用一剂次接种程序。选择甲肝灭活疫苗接种时，采用两剂次接种程序。

主要参考文献

1. 江雅珍 . 儿科按摩学 [M]. 北京：中国医药科技出版社，2000.

2. 伦新，荣莉 . 小儿实用按摩保健图说 [M]. 北京：人民卫生出版社，1995.

3. 廖品东 . 小儿推拿 [M]. 北京：科学技术文献出版社，2001.

4. 张素芳 . 中国小儿推拿学 [M]. 上海：上海中医学院出版社，1992.

5. 孙承南 . 齐鲁推拿医术 [M]. 济南：山东科学技术出版社，1987.

6. 戴俭国，等 . 实用推拿治病法精华 [M]. 太原：山西科学技术出版社，1993.

7. 张汉臣 . 小儿推拿学概要 [M]. 北京：人民卫生出版社，2012.

8. 佘建华 . 小儿推拿 [M].3 版 . 北京：人民卫生出版社，2014.

9. 廖品东 . 小儿推拿学 [M].2 版 . 北京：人民卫生出版社，2016.

10. 赵鉴秋 . 三字经派小儿推拿宝典 [M]. 北京：科学技术文献出版社，2016.

11. 吕美珍 . 小儿推拿 [M].2 版 . 北京：中国中医药出版社，2018.

12. 刘世红 . 小儿推拿 [M].4 版 . 北京：人民卫生出版社，2018.